陪 伴 女 性 终 身 成 长

女人都想要的暖养指南

[日]石原新菜 编著

陈昕璐 译

江西科学技术出版社

2020年·南昌

图书在版编目（CIP）数据

女人都想要的暖养指南 /(日) 石原新菜编著 ; 陈
昕璐译. -- 南昌：江西科学技术出版社, 2020.11 (2023.2重印)
　　ISBN 978-7-5390-7395-8

　　Ⅰ. ①女… Ⅱ. ①石… ②陈… Ⅲ. ①女性－保健－
指南 Ⅳ. ①R173-62

中国版本图书馆CIP数据核字(2020)第112224号

国际互联网（Internet）地址：http://www.jxkjcbs.com
选题序号：ZK2020025　图书代码：B20173-104
版权登记号：14-2020-0169
责任编辑 魏栋伟
项目创意/设计制作 快读慢活
特约编辑 周晓晗 王瑶
纠错热线 010-84766347

やせる、不調が消える　読む　冷えとり
© Shufunotomo Co., Ltd. 2017
Originally published in Japan by Shufunotomo Co., Ltd
Translation rights arranged with Shufunotomo Co., Ltd.
Through FORTUNA Co., Ltd.

女人都想要的暖养指南

(日) 石原新菜 编著

陈昕璐 译

出版发行　江西科学技术出版社
社　　址　南昌市蓼洲街2号附1号 邮编 330009
　　　　　　电话:(0791) 86623491 86639342(传真)
印　　刷　天津联城印刷有限公司
经　　销　各地新华书店
开　　本　880mm×1230mm　1/32
印　　张　5.25
字　　数　114千字
印　　数　18001-21000册
版　　次　2020年11月第1版　2023年2月第4次印刷
书　　号　ISBN 978-7-5390-7395-8
定　　价　48.00元

前言

"一年四季都手脚冰冷。"

"双脚冰冷，夜晚难以入睡。"

"一吹冷气身体就不舒服。"

——不少女性都饱受着"体寒"的困扰。

实际上，有很多女性都是"寒性体质"。体寒是万病之源。体寒会导致便秘、皮肤干燥、痛经、肩颈酸痛、头痛、腰痛等症状，虽然不至于需要去医院，但身体总有点不舒服，实际上这些可能都是因为体寒。

身体变冷，人体的基础代谢就会放慢，就算节食也会容易发胖。

每天都忙忙碌碌，压力很大，喜欢穿单薄的时尚服装、美体的塑形内衣、长筒袜，喜欢喝冰饮料、啤酒，吃甜点和水果……当代女性的生活中充斥着这些容易让人体寒的东西。所以，我们才要"祛寒"，暖养才是正确的生活以及调养方式。简单的运动、饮食、泡热水澡等，这些都是可以温暖身体的重要方法。通过祛寒，让身体温暖起来吧。

尝试过"暖养"后，大家纷纷反馈"变瘦了""皮肤变光滑了""改善了月经失调""没有妇科问题的烦恼了""心情变得积极乐观了"。作为一名长期实践暖养生活方式的医生，我自己也明显感受到了祛寒的效果：身体的小毛病没有了，还瘦了 10 千克。

为了每天都能健康快乐地生活，让我们快点开始"暖养"吧。

石原新菜

冷小姐每天的"冷生活"

我们来看一下冷小姐一天的生活。她虽然没有生病，但总感觉身体不舒服，浑身无力、肩膀酸痛、皮肤干燥……你是否也有这种感觉呢？

早上

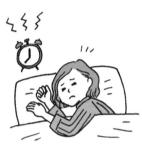

7:00
被闹钟叫醒。但感觉还想睡……

困得睁不开眼睛，在闹钟铃响中迫不得已起床。只能迷迷糊糊睁开眼睛。

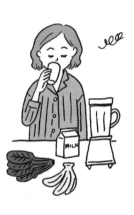

7:30
为了美容和减肥，早餐用蔬果奶昔代替

没有时间做早餐，但是为了美容，就自制了蔬菜、香蕉和牛奶混合的蔬果奶昔。

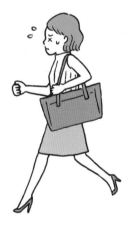

8:00
匆匆忙忙地化妆、换衣服，去公司

不快点就会迟到! 慌慌忙忙地穿上高跟鞋就出门了。啊，开衫忘带了!

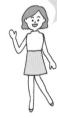

不擅长运动!
喜欢吃甜食、喝酒。

冷小姐

本名：冷户里菜
29岁，独居
工作、时尚两不误的白领女性
最近感觉容易疲倦，体重怎么都减不下来

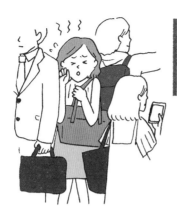

8:30

乘坐拥挤的地铁，从早上开始就精神紧绷

每天都乘坐拥挤不堪的地铁去公司。站在挤得满满的车厢内感觉压力巨大！

9:00

在办公室开始工作。虽然是夏天，但感觉好冷……

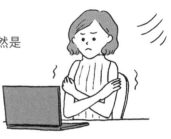

到公司，开始工作。办公室的冷气开得太足了，感觉像在南极。后悔忘带开衫。

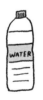

10:00

喝杯咖啡休息一下，也不能忘了补充水分

坐办公室里工作时必须要时常补充水分。冰咖啡是转换心情的最佳饮品~

中午

12:00

午餐吃无糖的沙拉和切块水果

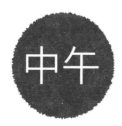

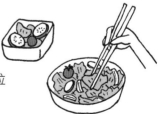

午餐是在便利店买的沙拉和水果。正在减肥，所以不吃米饭或面包。

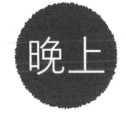

晚上

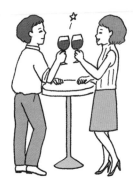

19:30

今天辛苦了! 工作结束之后
去酒吧放松一下

回家的路上顺便去了常去的
酒吧。和男朋友一起喝了冰
镇的白葡萄酒,干杯! 甜点是
冰激凌。

23:00

回到家后洗了个淋浴,
神清气爽

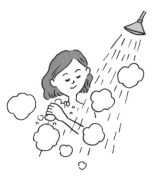

到家后洗了个淋浴。因为泡
热水澡需要放热水太麻烦,
所以只在周末泡澡。

0:00

刷手机看各种信息,
一玩手机就停不下来

睡觉前是玩手机放松的时间。
有时候也会头脑一热冲动购
物,但之后又会后悔。

你的生活是不是
跟她一样呢?

嗯……日常生活中有很多不好
的习惯,会让身体受寒。很多
人可能也在过着类似这样的生
活吧? 如果想让身体恢复活力,
就必须全方面地改善饮食、运
动、洗澡等生活习惯!

1:30

反应过来的时候已
经是这个点了!! 不
得不去睡觉了……

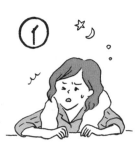

啊! 明天(或者说是今天)还
要工作呢,必须早点睡觉。
但是又很兴奋,睡不着啊!

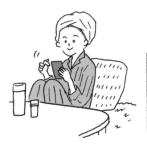

你的体寒度大检查!

实际上，在你没有觉察的时候，身体可能正在受寒!
检查一下以下几项中有哪些符合项。

- ☐ **小肚子凉凉的**
- ☐ **体温不到 36.5℃**
- ☐ **双颊发红**
- ☐ **有黑眼圈**
- ☐ **会头痛**
- ☐ **鼻头发红**
- ☐ **牙龈发黑**
- ☐ **经常手脚冰冷**
- ☐ **手脚燥热**
- ☐ **容易出现瘀青**
- ☐ **容易出汗**
- ☐ **容易生痔疮**

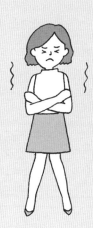

符合4项以内

体寒度50%。如果身体偶尔感觉不舒服，可能是寒气导致的。在生活方面已经很注意的人，可以尝试一下P2~29的运动建议。

符合5~7项

体寒度70%。这样下去的话很容易生病。建议积极使用保暖型护腰（P92）等祛寒物品，逐渐养成"暖养"的好习惯。

符合8项以上

体寒度100%。身体已经完全变冷了。必须要全面改变生活，比如吃温暖身体的食物、泡热水澡、做运动等。

祛寒医生新菜老师曲折的变美故事

新菜老师被称为美女医生，在日本很受欢迎。可是新菜老师获得健康和美丽的过程并不是一帆风顺的。

我是家里的长女，父亲是祛寒名医

父亲石原结实是祛寒名医，母亲是瑞士人。家中有姐妹四人，我是长女。小时候我在瑞士生活。

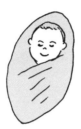

从出生6个月起，就开始喝胡萝卜苹果汁

我在辅食中第一次喝了胡萝卜苹果汁。之后每天都喝这个果汁。

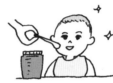

出生	0~10 岁

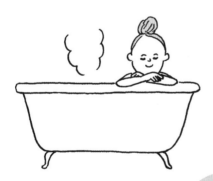

父母要求我每天都要认真泡澡

不管多累，每天都要泡澡是铁则。斯巴达式祛寒教育开始!

我的祛寒经历。

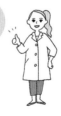

新菜老师

本名:石原新菜。医生。在父亲石原结实的诊所，与父亲一起进行中医诊疗和相关的生活指导。

小学时期

父亲叮嘱我要每天运动

父亲告诉我"不管怎样都要运动",我坚持跑步、打羽毛球、游泳。

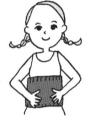

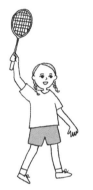

高中时期

想考入医学专业,但是未能成功

想考医学专业,但没有考上。从静冈来到东京,上了高考补习学校。

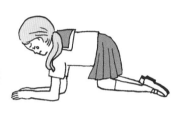

经常穿保暖型护腰

父亲跟我说"就算忘了穿内衣,也不要忘了穿保暖型护腰",于是我经常穿保暖型护腰。

11~20 岁

初中时期

小小的抵触,"不想喝胡萝卜苹果汁"

就算家人要求我不吃早餐也要喝胡萝卜苹果汁,但是早上太困了我就会拒绝喝。

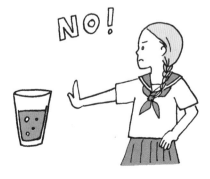

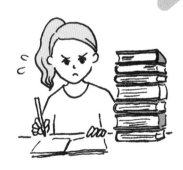

复读时期

开始独自一人生活,从早到晚一直学习

独自生活的时候从早学习到晚。过上了不喝胡萝卜苹果汁的生活。

大学时期

因为生活不规律，体重增加了10千克，身体也频繁出状况

忙于学习，也顾不上泡澡，还大口喝咖啡和啤酒。不仅体重增加了，皮肤也很差。

父亲寄来了许多保暖型护腰！

和父亲聊了现在的生活，父亲给我寄来了许多保暖型护腰！并且还给了我饮食、泡澡的建议。

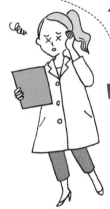

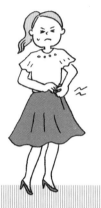

做研修医生时期

每周有三次连续工作36小时……月经停止了

一周有三次连续高强度工作36小时。每天精神都很紧绷，月经也停止了！

21~30 岁

通过了国家医师资格考试，并且结婚了！

为了国家医师资格考试拼命学习。生活一如既往不规律。考试通过的同时我也结婚了。

改善了生活习惯，半年后月经恢复了

每天坚持泡澡、运动、合理饮食，过了半年左右月经又恢复正常了。

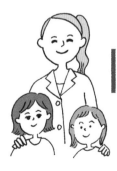

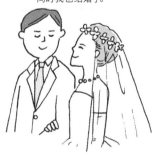

28岁生了大女儿，30岁生了小女儿。我跟着父亲学习中医

在我做医生的第三年，大女儿出生了，两年后小女儿也出生了。我向父亲学习，让我的孩子们也都穿保暖型护腰。

通过祛寒可以解决很多问题！

新菜老师的5条祛寒法则

新菜老师切身感受到了祛寒的重要性。
收获健康和美丽的基本要点有哪些呢？

1

"血液不净，百病自生"，所以最终目的就是要让血液变干净

中医认为，血液不干净，身体就会出现各种各样的病。为了消除身体的不适，就要温暖身体，让干净的血液在体内循环。

2

"一天出一次汗"，体温上升1℃，会强化身体免疫力，还会变瘦

体温升高1℃，免疫力会提升5~6倍，身体就不容易生病。同时，基础代谢也会提升12%左右，这样就更容易变瘦。通过运动或者泡澡等方式，一天要出一次汗，提高体温。

3

"头寒足热"，要时常温暖下半身

女性的下半身聚集着子宫、卵巢等重要器官。最好穿上保暖型护腰、裹腿袜等，时常温暖下半身。

4

肌肉是能够温暖身体的"发热装置"

肌肉含量约占体重的40%，让肌肉活动起来，身体就会产生热量，体温也会随之升高。做运动是温暖身体最快、最高效的办法。

5

"饮食不要过量"，吃八分饱，让身体时常保持好状态！

饮食过量的话，产生的体内垃圾就会堆积，还会降低免疫力。为了美丽和健康，饮食最好控制在八分饱以下，早餐推荐喝胡萝卜苹果汁(P27)。

本书的使用方法

本书的重点是介绍基本的祛寒方法，还包括其他的身体问题、不同季节的祛寒方法、问答等。针对自己身体的小毛病，立即尝试一下这些方法吧！

运动、饮食、泡澡、暖养小物……
掌握必要的祛寒方法

> 从哪里开始读都可以！

分章节为你介绍马上就能活学活用到生活中的祛寒方法，包括运动、饮食等。没有时间仔细阅读的话，只看左页的重点即可。

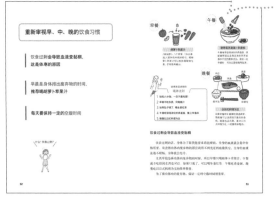

不同症状的烦恼咨询室
可以改善让自己困扰的身体不适

> 解决令人困扰的问题！

分症状为你解答因为体寒而导致的身体不适。还介绍了产生这样症状的身体机制、改善方法以及推荐服用的中药。

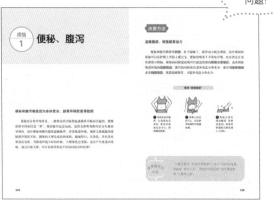

分季节讲座

春、夏、秋、冬，分季节讲解
讲解你关注的祛寒要点!

用插图和漫画的形式，简明解说各个季节对应的祛寒要点。同时还会为你解答这个季节特有的身体困扰。

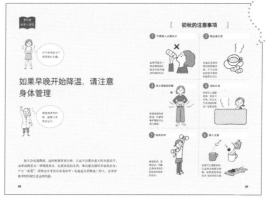

漫画的形式，方便理解!

问答

想了解的知识
通过一问一答的形式，
学习祛寒常识

有一些习惯原本以为对身体有益，却发现会导致身体受寒! 通过问答的形式，轻松地掌握祛寒常识和你不知道的知识。

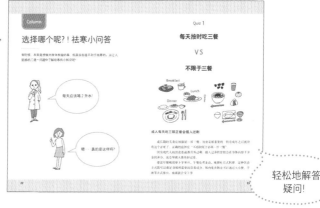

轻松地解答疑问!

☕ 目录

Lesson 1　通过运动养成温暖体质

通过饮食让身体由内而外温暖起来

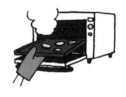
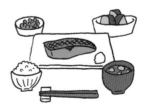

选择哪个呢？！祛寒小问答

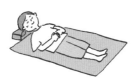

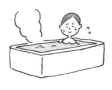

通过运动
养成温暖体质

想让身体热起来，最简单有效的办法就是"让身体动起来"！

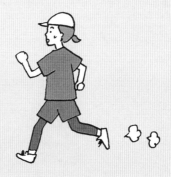

养成温暖体质，让身体自己会发热

活动肌肉组织是提高体温的关键

全身 75% 的肌肉集中在下半身。让下半身动起来，可以使身体更高效地发热

先实现每隔一天运动 30 分钟的目标

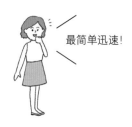
最简单迅速!

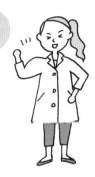

肌肉贡献的热量
占到40%左右。

```
┌─── \ 肌肉的作用 /─────
│
│  1  提高体温
│
│  2  提升基础代谢
│
│  3  消除浮肿
│
│  4  降低血糖
│
│  5  稳定血压
│
│  6  提升抗压能力
│
│  7  使心情愉悦
│
└────────────────────
```

如何养成温暖体质

1
每隔一天运动30分钟

坚持每天运动是最理想的，可以先设定隔天运动30分钟的目标。长期坚持运动，可以提高下半身的肌肉含量，提升人体体温。

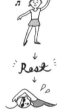

2
有氧运动和无氧运动相结合

每周进行3次以上有氧运动和2~3次无氧运动。有氧运动和无氧运动相结合，可以提升运动效果。无氧运动的关键是要有效进行负重训练。

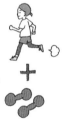

3
利用碎片时间锻炼身体

没有专门运动时间的人可以利用等电梯、等车等碎片时间做深蹲等运动，只要想办法就一定可以挤出锻炼时间。

想要身体自己发热就需要锻炼肌肉

想要身体自己热起来，最有效的方法就是"活动肌肉"。人体制造热量的过程中，肌肉贡献的热量占到40%左右，所以增加肌肉含量，人体产生的热量就会随之增加，体温也就自然升高了。

而且，人体75%的肌肉集中在下半身，所以把运动的重点放在锻炼下半身上，可以高效地产生热量。

身体产生热量＝提升基础代谢＝消耗能量，对减肥也有帮助。

每天或者隔天做有氧运动

有氧运动是指人体在氧气充分供应的情况下进行的运动

有氧运动能促进身体血液循环，还有一定的减肥效果

尽量养成每天步行、慢跑的习惯

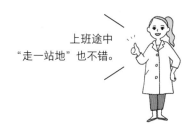

上班途中
"走一站地"也不错。

推荐的有氧运动

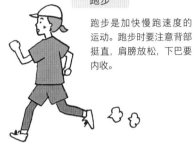

跑步

跑步是加快慢跑速度的运动。跑步时要注意背部挺直，肩膀放松，下巴要内收。

步行

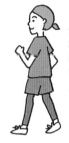

步幅稍大，以自己轻松愉快的步速步行至少20~30分钟。面朝前方向前走，后脚跟先着地。

游泳

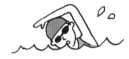

水压下能促进身体的血液循环，还能让身体很好地放松。特别是自由泳。如果想锻炼下半身的话，可以选择蛙泳。

慢跑

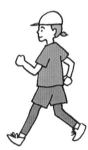

步幅比步行更大一些，速度以不累为佳，慢跑是比步行运动量更大一些的运动。理想的慢跑速度是可以一边跑步一边说话。

骑自行车

骑自行车的优点是对脚踝、膝关节、腰部的负担小。如果想达到减肥的效果，需要骑行20分钟以上。

有氧运动可以降低胆固醇、减少身体脂肪

有氧运动能够锻炼肌肉并消耗能量，在这个过程中，氧气、血糖和脂肪共同参与。同时，有氧运动还是对肌肉负担相对较轻的运动。因为运动会燃烧脂肪，所以血液中的胆固醇和脂肪都会有效减少。

与有氧运动相对应的是无氧运动。无氧运动是指短时间内负荷强度高的运动，这个过程中，很少有氧气参与。理想的状态是养成每天或者隔天进行有氧运动的习惯。

锻炼肌肉从上半身开始

利用碎片时间锻炼上半身肌肉

遵循从上半身到下半身的运动原则

坚持就是力量! 通过日积月累地坚持
锻炼来提高体温

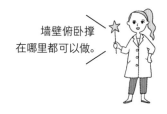

墙壁俯卧撑
在哪里都可以做。

在工作的闲暇轻松做运动

等长运动

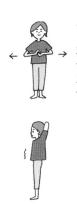

1 双手在胸前重合交叉，双臂用力往两侧拉，保持7秒。

2 双手保持交叉姿势，绕过头部。双臂用力往两侧拉，保持7秒。

3 双手姿势保持不动，腹肌用力，保持7秒。

4 保持这个姿势，大腿部位用力，保持7秒。

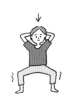

5 开始下蹲，从臀部到下半身用力，保持7秒。

6 将双腿伸直，用脚尖踮地，保持这个姿势7秒。

墙壁俯卧撑

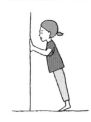

两手分开，比肩稍宽，手掌贴住墙面。弯曲手肘，把胸靠向墙壁。伸直手臂，恢复最开始的姿势。重复这一动作。

"欢呼"运动

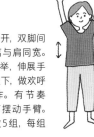

两脚分开，双脚间的距离与肩同宽。双手上举，伸展手肘和腋下，做欢呼的动作。有节奏地上下摆动手臂。一天做5组，每组10下。

按照从上半身到下半身的顺序运动更高效

运动时，要遵循从上半身到下半身的运动原则。因为从下半身到上半身的运动顺序会容易让人疲惫。例如，墙壁俯卧撑→腹肌训练→步行的顺序就很好。

在工作、家务的间隙，或是路途中，这些零散的时间都可以完成很多简单的上半身运动，所以把上半身的运动安排到每天的生活中吧。坚持锻炼，就能养成温暖体质！

锻炼下半身肌肉，养成温暖体质

再坚持一下，直到觉得"稍微有点痛苦"，锻炼到这种程度效果最好

增加锻炼次数或者**增加重量可提高锻炼强度**

单脚站立 1 分钟可有效锻炼下半身肌肉

对下半身减肥也很有效果。

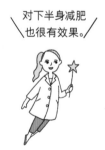

适合在泡澡前或睡前做的运动

下蹲运动

1 两脚分开站立，比肩稍宽。两手放在脑后。

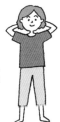

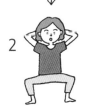

2 保持这个姿势慢慢吸气，同时下蹲。

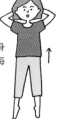

3 呼气的同时站直身体。1天做5组，每组做10次。

高抬腿运动

保持背部挺直，将两侧大腿交替抬至水平。注意身体不要向前倾。左右各10次为1组，做5~10组。

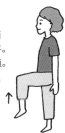

金鸡独立

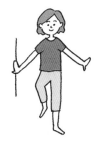

单手扶墙，模仿火烈鸟的姿势单脚站立，保持这个姿势1分钟即可。

腹肌锻炼

弯曲双腿，膝盖贴近胸部→恢复初始姿势，并重复这个动作。

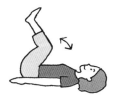

强度越大，越能锻炼肌肉组织

高抬腿、腹肌锻炼等运动的关键在于加大锻炼强度，一直做到感觉稍微有点"痛苦"时，再停下来。锻炼强度越大，肌肉的锻炼效果就越好。

提高锻炼强度的方法包括增加锻炼次数、使用哑铃等器械增加重量等。如果增加次数太累的话，增加重量也可以。

养成泡澡前或者睡前做运动的习惯，打造温暖体质！

有氧运动＋无氧运动，效果加倍

有氧运动和无氧运动相结合，
可以加速线粒体增殖

线粒体增殖会提升身体的基础
代谢

基础代谢提高不仅可以祛寒，
还可以帮助减肥

线粒体
是什么呢?

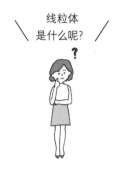

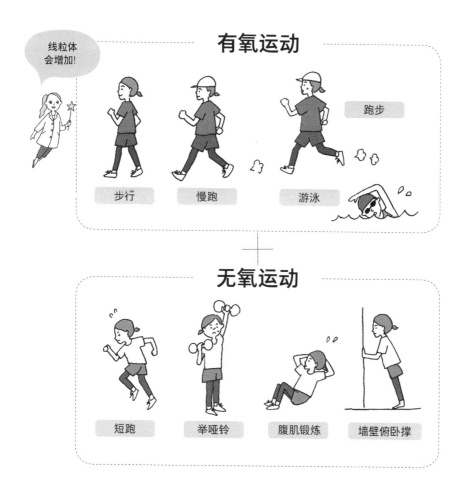

想要提高基础代谢，就要结合有氧运动和无氧运动

我们做运动的时候，肌肉细胞中的线粒体会产生热量，基础代谢就会提高。可以说细胞内线粒体产生的热量越多，基础代谢率就越高，身体也会越温暖。

想要提高基础代谢，最好每周进行 3 次以上的有氧运动，例如步行、慢跑等，以及 2~3 次无氧运动，例如肌肉训练等。

基础代谢提高了，就会慢慢变瘦了。

每天做 2 次伸展运动

伸展运动能温暖身体，强化内脏
器官的功能

早上做伸展运动可以刺激交感神经，
晚上做伸展运动可以放松身心

泡完澡后做伸展运动能促进全身
血液循环，去浮肿效果显著

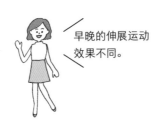
早晚的伸展运动
效果不同。

舒缓肌肉，血液流通顺畅

下半身的伸展运动

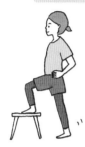

把一只脚放在椅子上，双手叉腰，将身体重量放在抬起的那条腿上。肚子向前挺出，提升臀部。然后换另一条腿，做同样的动作。

上半身的伸展运动

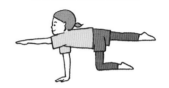

四肢着地，呈匍匐姿势。将一只手抬至水平，然后将这只手相反侧的腿抬至水平。保持这一姿势片刻，然后换对侧的手和腿，做同样的动作。

将双腿伸直，坐在地板上，左腿膝盖弯曲，把左腿放在右腿的外侧，双腿呈数字"4"的形状。右腿伸直不动，上半身慢慢前倾靠近腿部。然后换另一条腿，做同样的动作。

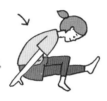

股关节的伸展运动

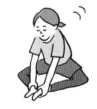

将双腿弯曲，双脚掌心相对，坐在地板上。保持这个动作，让上半身向前倾，努力让两腿膝盖贴近地板。重复做4~5次。

全身的伸展运动

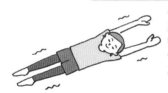

仰面朝上平躺，将双手举过头顶做欢呼的姿势。用力上下伸展全身，伸展后立即放松。重复几次。

伸展运动可以让血液流通顺畅，让器官回到正常位置

活动股关节、舒展身体，这些伸展运动可以放松肌肉和关节，有助于血液流通顺畅，让身体变暖和。此外，坚持做伸展运动还能使身体器官恢复到正常位置，强化器官功能。

一天最好做2次伸展运动，早上起床后做1次，晚上睡觉前做1次。

早上做伸展运动能刺激交感神经，晚上做伸展运动能让身心得到放松。泡完澡之后做也很不错。

坚持一周去 3 次健身房

如果每周只去 1 次，好不容易增长
的肌肉又流失了

有健身教练指导、可以用健身器
械，这些都是健身房的优势

如果办了健身卡，请努力做到每周
去 3 次健身房

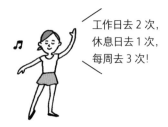

工作日去 2 次，
休息日去 1 次，
每周去 3 次!

健身房的优点

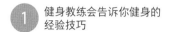

① 健身教练会告诉你健身的 经验技巧

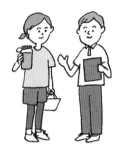

健身教练能为你提供 适合你的体质、体型、 生活方式的运动方法, 这是健身房独有的优 点。不仅能改善体寒, 还有助于减肥塑形。

② 使用专业器械能有效增强 肌肉力量

健身房配备了齐全的训练器械, 使用器械能集中锻炼想增肌的 部位,或者是自己很难锻炼到的 部位。还有一个优点是能调节 器械的重量。

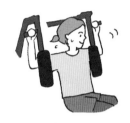

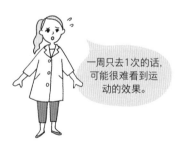

一周只去1次的话, 可能很难看到运 动的效果。

③ 不受天气影响

养成慢跑、跑步的习 惯后,下雨天不能跑 的话,可能会打击积 极性。但室内健身房 不受天气影响,所以 任何天气都能保持运 动的热情。

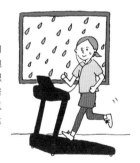

为了维持肌肉的力量,要坚持每周运动 3 次

　　如果办了健身房的会员卡,那就努力做到一周去 3 次吧。每周只去 1 次 的话,好不容易增长到"1"的肌肉量可能一周之后又回到"0"了。

　　如果想保持肌肉量,就算不去健身房也最好每周运动 3 次。不能去健身 房的时候,可以跑步、在家里做肌肉训练。这样才能维持肌肉的力量,养成 温暖体质。

养成简单的肌肉锻炼习惯

利用碎片时间做肌肉锻炼，日积
月累也是很大的运动量

等待的时间和通勤的时间也可以
用来做简单的肌肉锻炼

尽量不要坐车，推荐骑自行车

老师您真棒!

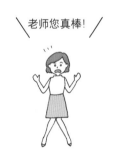

新菜老师的
简单肌肉锻炼

早上

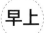

穿着桑拿服做家务

穿着可以大量出汗的桑拿服，准备早餐，洗衣服。

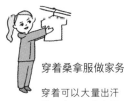

用吸尘器的时候锻炼腿部力量

用吸尘器的时候，两腿前后大步分开，身体重心下移，把身体的重量放在前腿上。

中午

等申梯的空闲做下蹲运动、在电梯里做墙壁俯卧撑

等待的时间浪费掉太可惜了，可以做下蹲运动，锻炼下半身肌肉。

利用电梯墙壁，做墙壁俯卧撑。

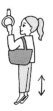

坐地铁的时候，用脚尖踮脚站

坐地铁的时候，用脚尖站立有收紧小腿肚的效果。

晚上

买完东西回家的路上提着购物袋上下运动

拎着比较沉的购物袋上下运动，锻炼胳膊上的肌肉。

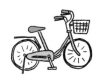

出门选择骑自行车

出门交通工具主要用自行车吧。不坐地铁了，骑自行车锻炼肌肉。

简单的肌肉锻炼在哪里都可以做！

很难抽出时间运动的人如果能利用碎片时间锻炼肌肉的话，长期积累下去也会是很大的运动量。

如果你真心想改善体寒，那一定要养成"简单的肌肉锻炼"习惯，例如等电梯的时候做下蹲运动、坐电梯的时候做墙壁俯卧撑等。

坚持下去，你就会切实感受到身体方面的改善！

养成每天晨跑的习惯

晨跑之后的饱腹感可以持续到中午

迎着清晨的阳光晨跑，
可以预防骨质疏松症

晨跑后会分泌 5- 羟色胺，
能够提升幸福感

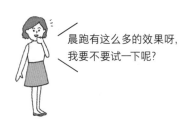

晨跑有这么多的效果呀，
我要不要试一下呢?

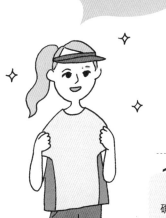

养成晨跑习惯后，就不会怕冷了，而且感觉神清气爽。

晨跑的效果

1 交感神经发挥主要作用

2 抑制食欲

3 体内会生成维生素D

4 分泌5-羟色胺

5 平静心情

坚持晨跑的秘诀

1 确定好时间

"去上班之前，晨跑30分钟"——确定好跑步的时间，养成习惯后就不会觉得辛苦了。

2 5分钟也好，一定要跑起来

下雨或者没睡好，这种心情不好的日子里可以降低标准，哪怕跑5分钟、1圈都可以。

3 报名参加比赛

养成每天跑步30分钟、5千米的习惯后，可以选择报名参加半程马拉松。有了目标就会享受跑步这件事了。

饭前运动有助于减肥

运动的时候交感神经发挥主要作用，体内的血糖值会上升，于是刺激大脑内的满腹中枢。活跃的交感神经抑制了体内促进食欲的激素，所以不容易感到饥饿。

迎着朝阳晨跑，人体内会生成维生素D，从而有助于预防骨质疏松症。同时，人体还会分泌5-羟色胺，对身心都有很大的好处。

比起白天和晚上跑步，我更推荐晨跑！

腹式呼吸可以放松身心

腹式呼吸是指让横膈膜上下移动。吸气时横膈膜会下降，把脏器挤到下方，因此肚子会膨胀，而非胸部膨胀

因为压力大而导致体寒的情况越来越多，腹式呼吸对此有很好的改善效果

在伸展运动之后做腹式呼吸，更能起到放松作用

不擅长运动的人也没关系。

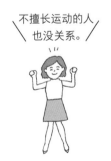

腹式呼吸的要点

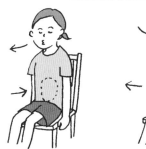

坐着的时候

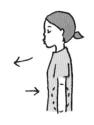

站着的时候

挺直背部坐直，放松全身后再做腹式呼吸。利用在办公室或地铁上的碎片时间也可以做。在做腹式呼吸时，可以在脑海中想象自己喜欢的风景。

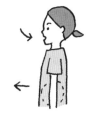

躺着的时候

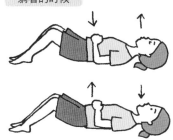

推荐睡前躺在被子上做腹式呼吸。双手交叉放在肚子上面，这样可以把注意力集中在腹部。配合腹式呼吸做一些冥想训练有助于安眠。

挺直背部站直，身体不要用力。闭上眼睛，把注意力集中在呼吸上。在公众场合发言时如果很紧张，做腹式呼吸有助于缓解紧张情绪。

腹式呼吸有助于改善因压力过大而导致的体寒

　　如果长时间处于压力之下，即使不是寒性体质，身体的血液循环也会变差，最终可能会变成寒性体质。

　　腹式呼吸能很好地改善体寒的情况。闭上眼睛，用鼻子慢慢吸气，感受肚子渐渐鼓起来，然后再慢慢把肚子里的气息从嘴中吐出去。

　　在伸展运动之后做腹式呼吸，可以很好地放松身心。

选择哪个呢?！祛寒小问答

有时候，本来是想做对身体有益的事，但其实却是不利于祛寒的。从让人困惑的二选一问题中了解祛寒的小知识吧!

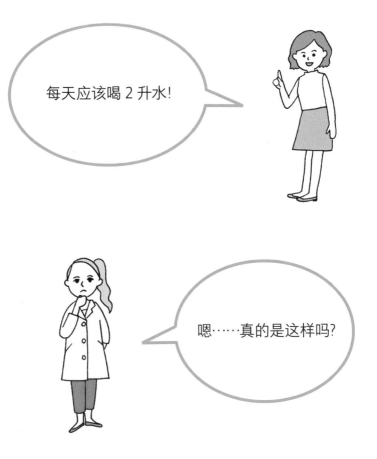

每天按时吃三餐

VS

不限于三餐

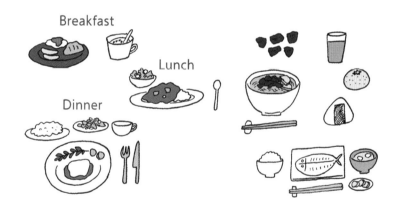

成人每天吃三顿正餐会摄入过剩

　　成长期的儿童应该保证一日三餐，饮食是很重要的。但是成年之后就没有这个必要了。正确的选择是"不用拘泥于必须一日三餐"。

　　因为现代人的饮食普遍都营养过剩。摄入过多的食物会在身体内留下多余的养分，这会导致人体负担过重。

　　建议早餐喝胡萝卜苹果汁，午餐吃荞麦面，晚餐吃日式料理。这种饮食方式既可以满足身体所需要的营养成分，体内废弃物也可以通过大小便、汗液等方式排出，血液就会变干净。

一天喝 2 升水

VS

渴的时候再喝水

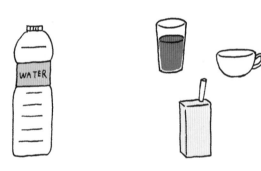

应该在渴的时候再喝水

经常听到有人说，每天必须要喝 2 升水。如果你体寒的话，不管喝多少水，水分都无法补充到细胞里。这是身体变冷的原因。

所以正确的方法是感觉口渴之后再喝水，即"想喝水的时候再喝水"。

比起直接喝冰水，我更推荐喝胡萝卜苹果汁和生姜红茶，它们有温暖身体、排出体内多余水分的作用。

Quiz 3

红葡萄酒

VS

白葡萄酒

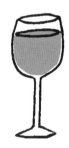 

能够温暖身体的是红葡萄酒

　　大家可能会觉得不管是什么类型的酒都可以温暖身体，但是我推荐喝葡萄酒的时候要选择红葡萄酒。因为白葡萄酒是阴性的，会让身体变冷。

　　除了红葡萄酒以外，阳性的酒还有绍兴酒、日本清酒、梅酒、白兰地等。相对应的，阴性的酒包括啤酒、威士忌、大麦烧酒等。不过喝威士忌或烧酒的时候，不喝冰镇的或者不用凉水兑酒，用热水兑酒也是可以的。

　　下酒小菜里最好放入盐、味噌这类阳性食物。

牛奶

VS

奶酪

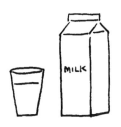

发酵后颜色变深的奶酪是阳性食物

　　牛奶是让身体变冷的阴性食物，所以乳制品里我推荐奶酪或者酸奶。虽然同样是乳制品，但是发酵后颜色变深、质地变硬的奶酪是阳性食物。

　　酸奶的性质则介于牛奶和奶酪之间。但是在冰箱里冷藏的凉酸奶会让身体变冷，所以尽量选择接近常温的酸奶。在酸奶中加入苹果、蜂蜜等，会让酸奶变成阳性。

蔬果奶昔

VS

胡萝卜苹果汁

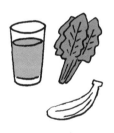

蔬果奶昔会让身体变冷

虽然蔬果奶昔的营养也很丰富，但如果想祛寒的话，还是建议选择胡萝卜苹果汁。因为绿叶蔬菜会让身体变冷，热带水果也会使体温降低。

尤其早晨是体温开始回升的时候，这时候如果喝阴性的蔬果奶昔就会影响体温回升。早晨最好喝能够温暖身体的胡萝卜苹果汁，这样可以有效促进体温回升，开启崭新的一天。

全身浴

VS

半身浴

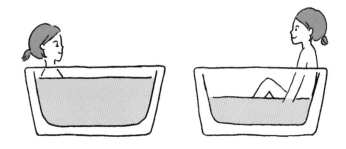

泡澡时间短，选择全身浴；时间充裕可以选择半身浴

　　不管是半身浴还是全身浴都可以由内而外温暖身体，有排汗的效果。但是重点在于两种方式的水温以及泡澡的时间不同。

　　如果选择水位在胸口以下的半身浴，用 38~40℃的温水泡 30 分钟。如果选择水位到肩膀的全身浴，则用稍微热一些的 42℃左右的水泡 10 分钟。泡澡时间短的话，选择全身浴更能温暖身体。如果是下半身冰冷或者浮肿的人，推荐半身浴，但需要泡到身体由内向外都变暖和才可以。

袜子叠穿

VS

保暖型护腰

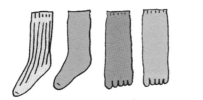 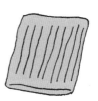

保暖型护腰的优点是简单轻便

把 4~5 双丝质、棉质的袜子叠穿在一起可以起到保暖的功效，但会不会稍微有些麻烦呢？

其实选择保暖型护腰就很方便了。腹部是血液流通集中的地方，腹部暖和了，温暖的血液就能在全身循环，这样能够快速祛寒。

如果腹部温暖了，子宫和卵巢就会更活跃。所以经常会听到大家说"没有痛经和月经失调了""成功怀孕了"。

Lesson
2

通过饮食
让身体由内而外
温暖起来

食用温热的菜肴和饮品，并搭配摄入有温暖身体功效的
"阳性食物"，就可以远离体寒。

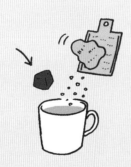

重新审视早、中、晚的饮食习惯

饮食过剩会导致血液变黏稠，
这是体寒的原因

早晨是身体排出废弃物的时间，
推荐喝胡萝卜苹果汁

每天要保持一定的空腹时间

什么! 饮食过剩?

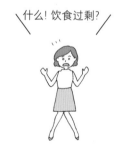

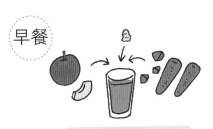

早餐

胡萝卜苹果汁

2根胡萝卜、1个苹果、1块生姜，放入搅拌机中搅拌即可。喝胡萝卜苹果汁可以有效摄取维生素、矿物质和糖分。

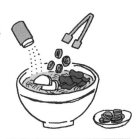

午餐

裙带菜荞麦面+辛香料

午餐推荐容易消化的荞麦面，搭配裙带菜以及葱花来补充荞麦面中不足的营养成分。多放一些辛香料，可以让身体暖和起来。

晚餐

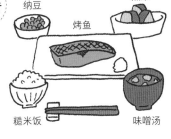

纳豆　　煮菜　　烤鱼　　糙米饭　　味噌汤

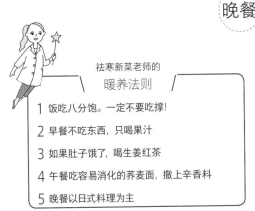

祛寒新菜老师的
暖养法则

1 饭吃八分饱。一定不要吃撑！

2 早餐不吃东西，只喝果汁

3 如果肚子饿了，喝生姜红茶

4 午餐吃容易消化的荞麦面，撒上辛香料

5 晚餐以日式料理为主

以日式料理为主

如果早餐和午餐都吃得很简单，那晚餐可以选择自己喜欢的食物。喝酒也没问题。基本以日式料理为主，一定要有味噌汤。

饮食过剩会导致血液变黏稠

饮食过剩的话，身体为了提供能量来消化吸收，全身的血液就会集中在肠胃里。负责排出体内废弃物的器官就得不到充足的血液供应。全身的血液流通不顺畅，身体就会变冷。

尤其早晨是排出体内废弃物的时候，所以早餐只喝胡萝卜苹果汁。午餐前不吃任何东西也可以。如果口渴了，可以喝生姜红茶。午餐吃荞麦面，晚餐吃以日式料理为主的简单餐食。

为了排出体内的废弃物，保证一定的空腹时间很重要。

且慢! 控糖饮食

注意不要过度减糖

理想的饮食结构要与牙齿的颗数
相匹配

以谷物为主，搭配蔬菜和少量肉类、
鱼类即可

控糖饮食对身体
真的好吗?

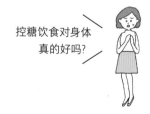

动物的饮食结构是和牙齿的颗数相匹配的

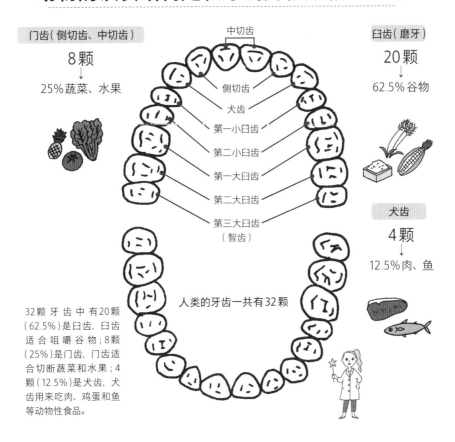

门齿（侧切齿、中切齿）
8颗
25%蔬菜、水果

中切齿
侧切齿
犬齿
第一小臼齿
第二小臼齿
第一大臼齿
第二大臼齿
第三大臼齿
（智齿）

臼齿（磨牙）
20颗
62.5%谷物

犬齿
4颗
12.5%肉、鱼

人类的牙齿一共有32颗

32颗牙齿中有20颗（62.5%）是臼齿，臼齿适合咀嚼谷物；8颗（25%）是门齿，门齿适合切断蔬菜和水果；4颗（12.5%）是犬齿，犬齿用来吃肉、鸡蛋和鱼等动物性食品。

牙齿告诉我们正确的饮食结构

现代人的饮食中高蛋白食品较多，而蔬菜容易摄入不足。这种饮食习惯导致了一些以前没有的疾病变得越来越多，例如高血糖、脂质代谢异常、高血压等。最近"控糖"的热潮使得有些人减少了谷物的摄入。

那吃什么才是正确的呢？来看看我们的牙齿结构吧。这个问题的答案就一目了然了。饮食结构要匹配不同牙齿的占比，最好以谷物为主，搭配食用蔬菜和水果，再摄入少量的动物性食品。这种饮食结构的营养吸收效率也很高。

肚子饿的时候吃一些深色的食品

深色的食品容易让人产生饱腹感，而且富含矿物质

尽量避开白色、松软的零食

如果日式点心和西式点心二选一，毫不犹豫地选日式点心！

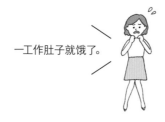

—工作肚子就饿了。

温暖身体的小零食

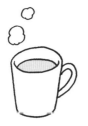

热可可

热可可能够轻松补充膳食纤维。在热可可中加入黑砂糖或豆浆，既营养又美味。

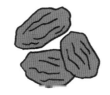

西梅干

西梅干中富含矿物质、维生素、膳食纤维。葡萄干等水果干也很推荐。

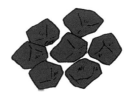

黑糖、黑砂糖

富含矿物质。可以直接吃一块黑糖，或者把黑糖放入生姜红茶、热可可等饮品中。

不推荐的零食

雪白、柔软的零食会让身体变冷！

泡芙、蛋糕、冰激凌，这些白色、柔软的西式甜点是用小麦粉、牛奶、白砂糖为原料做成的，这些原料食材会让身体变冷。如果想吃甜食，建议选择黑糖、蜂蜜等矿物质丰富的糖类。

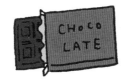

巧克力

抗氧化食品。巧克力含有大量的可可多酚等营养成分，建议食用可可含量高的巧克力。

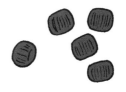

黑糖糖果

黑糖糖果是以黑糖为原料做成的，吃一颗就可以补充矿物质。放进包包里随身带着就可以。

既然要吃，就选择能温暖身体的吧

肚子饿了就想吃甜甜的点心。如果要吃的话，最好选择能温暖身体的食品。

黑糖、西梅干等深色的食品能让血糖值快速升高，可以抑制空腹情况下的暴食。还可以补充矿物质，一举两得。相反，白色、柔软的零食会让身体变冷。选择零食的时候，不要选择西式点心，建议选择日式点心。

在饮食中加入能够温暖身体的食材

寒性体质的人要多摄入阳性食物

阳性食物包括红色、黑色、橙色的食物，以及冬季的时令食物、产自北方的食物

阴性食物稍做加工就能变成阳性食物

水果也要进行选择！

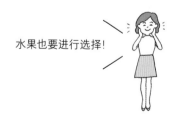

引起体寒的 **阴性食物**		温暖身体的 **阳性食物**
乌冬面、白米饭、白面包	碳水化合物	荞麦面、糙米、全麦面包
绿叶蔬菜、茄子、黄瓜、白萝卜、豆芽、西红柿	蔬菜	胡萝卜、牛蒡等根茎类蔬菜、南瓜
香蕉、菠萝、葡萄柚、芒果、奇异果、西瓜、网纹瓜	水果	苹果、樱桃、葡萄、西梅
白色的鱼肉、豆浆、豆腐、白芝麻	蛋白质	红色的鱼肉、海鲜、纳豆、黑芝麻
白葡萄酒、啤酒、绿茶、咖啡	酒、饮料	红葡萄酒、黑啤、梅酒；红茶、热可可
醋、蛋黄酱、白砂糖	调味料	盐、味噌、酱油、黑砂糖

夏季蔬菜基本都是阴性的

主要是深色食材

有很多特别受欢迎的水果

产自北方的水果

通过颜色、产地、季节来区分阴性和阳性食物!

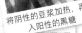
将阴性的豆浆加热，再加入阳性的黑糖

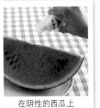
阴性的黄瓜搭配阳性的味噌食用

在阴性的西瓜上撒上阳性的盐

体寒、阴性体质的人要多多摄入阳性食物

在中医中有"阴阳论"的说法：体寒的人是阴性体质，身体温暖的人是阳性体质。食物也可以分成阴性食物和阳性食物，阴性体质的人最好多吃一些阳性食物。

区分阴性食物和阳性食物的方法很简单。阴性食物是青色、白色、绿色的食物，以及夏季的时令食物和产自南方的食物。

与之相对应的，阳性食物是红色、黑色、橙色的食物，以及冬季的时令食物和产自北方的食物。在阴性食物中加入阳性食物，能起到很好的中和效果，例如在西瓜上撒盐。

随时随地的生姜生活

| 70% 的中药中都含有生姜，
这种食材在超市就可以买到

| 每天吃 2 块拇指大小的生姜，
能够预防血栓

| 碎姜末、醋泡姜、姜粉末……
改变姜的形状就能有多种使用方法

\ 嗯哼! /

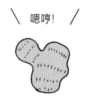

\ 生姜红茶的制作方法 /

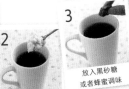

将生姜磨成碎姜末

向红茶中放入足量的
碎姜末，搅拌均匀

放入黑砂糖
或者蜂蜜调味

工作中

喝杯生姜红茶，
休息片刻

肚子饿的时候，养成喝
生姜红茶的习惯，可以
在红茶中放入足量的碎
姜末。

早餐

在胡萝卜苹果汁
中加入生姜

每天早晨用搅拌机制作
胡萝卜苹果汁，并在果
汁里加入一块生姜。

\ 醋泡姜的制作方法 /

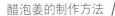

将生姜洗干净，去除姜皮上不
干净的部分。稍微晾干后就把
生姜切成薄片，放到干净的玻
璃容器中。再把醋倒入容器中，
让生姜片完全浸没在醋中。
然后放入冰箱保存，一天以
后生姜就会变成淡粉色。

晚餐

在小菜中放入少量醋
泡姜提味

将醋泡姜切碎，放入沙
拉、纳豆中。味噌汤里
也可以撒入碎姜末或生
姜粉末。

每天吃2块大拇指
大小的生姜，有助于
预防血栓。

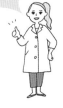

旅行

一定要带上生姜粉末和味噌

随身携带生姜粉末和味噌。在
旅游时也可以把姜粉和味噌
放进杯子里，用热水冲着喝。

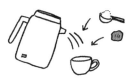

外出就餐

在寿司店一定要多吃点醋腌姜片

外出就餐推荐寿司店。在寿司店
一定要多吃醋腌姜片。

超市食材生姜还可以预防癌症

生姜具有促进血液循环的功效，不仅能温暖身体，还能促进人体的新陈
代谢，提高白细胞的数量……70% 左右的中药中都含有生姜，这种食材在超
市就可以买到。

生姜含有的辛辣成分姜辣素和姜油酮有杀菌抗炎症的作用，还能抗氧化
和清除自由基，所以生姜也有预防癌症的功效。

请一定要在每天的饮食中加入生姜这种食材。

41

生姜蒸一蒸，功效会更强

将生姜干燥，干生姜让身体变暖
和的效果会更强

用蒸锅或烤箱把生姜制成脆干状态

用搅拌机把生姜打成粉末，外出就
餐的时候也能轻便地撒在菜上

＼生姜的力量！／

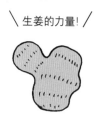

蒸生姜的制作方法

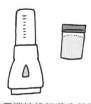

③ 用蒸锅或烤箱加热

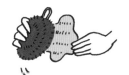

① 清洗生姜

把带皮的生姜仔细清洗干净，将姜皮上脏污的地方刮掉。

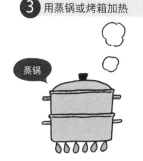

蒸锅

将生姜蒸30分钟左右，等散发出甜甜的香味后关火。把生姜平铺在筛筐或盘子里，晾放到生姜变成脆干的状态。

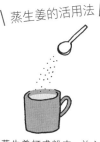

or 烤箱

把生姜放入80℃的烤箱中加热1小时左右。等生姜变成茶色、变干没有水分后就做好了。

④ 用搅拌机把蒸生姜打成粉末并保存

将干燥的蒸生姜直接保存，或者用搅拌机打成粉末保存。可以存放3个月。

\ 蒸生姜的活用法 /

将蒸生姜打成粉末，放入红茶、热水或其他热饮中饮用。这样就可以轻松实现每日的生姜生活。

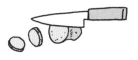

② 将生姜切成1mm厚的薄片

顺着生姜的纤维垂直切成1mm厚的薄片。注意不要切得太厚，否则会不容易弄干。

生姜蒸干后，温暖身体的功效会更强

温暖身体的成分可增加10倍！

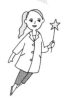

　　虽然生姜直接食用也有温暖身体的效果，但是将它加热干燥后，里面所含的能够温暖身体的姜油酮的功效可增加10倍，所以能让身体由内而外地变暖和。

　　我推荐"蒸生姜"，把生姜蒸过之后再干燥。把姜块切成薄片，用蒸锅或烤箱蒸熟，然后再干燥即可。如果把蒸生姜打成粉末，外出的时候便可随身携带，使用起来更加方便。

厉害了! 卷心菜的功效

生卷心菜里含有维生素 U,
有助于修复胃黏膜

醋泡卷心菜有很强的促进血液
循环的效果

最推荐的是发酵卷心菜, 卷心菜发
酵后酵素增多, 能够促进身体的新
陈代谢

多吃一些卷心菜!

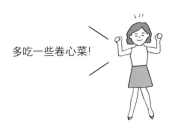

醋泡卷心菜的制作方法

将卷心菜切成细丝状，放入玻璃容器中。再把醋倒入容器中，让卷心菜完全浸没在醋里。盖上瓶盖，放入冰箱保存。放置7~10天后食用口感最佳。在冰箱中能存放2周左右。醋泡卷心菜和肉类料理搭配一起吃，口感清爽又美味。

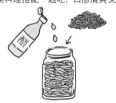

卷心菜的强大功效

- ●含有维生素C（具有抗氧化作用、美容功效，能够提高免疫力，缓解疲劳和压力）

- ●含有维生素U（生的卷心菜里才有维生素U，能够修复胃黏膜）

- ●含有维生素K（具有止血作用，能够预防骨质疏松症）

- ●含有β-胡萝卜素（在人体内转变为维生素A，能增强皮肤和黏膜的免疫力，缓解眼疲劳）

- ●含有B族维生素（有助于身体的能量代谢）

- ●含有异硫氰酸盐（能够抑制癌细胞繁殖）

- ●含有叶酸（能够预防贫血，有助于胎儿发育）

- ●含有钾元素（具有利尿、降血压的作用）

- ●富含膳食纤维（能够促进排便，具有美容功效，可稳定胆固醇和血糖）

发酵卷心菜的制作方法

取1颗卷心菜切成细丝状，放入自封袋，再加入4小勺盐、半小勺糖，搅拌均匀。然后用重物压着自封袋，在常温下放置3~6天使卷心菜发酵。发酵的卷心菜中酵素含量会增加，可促进体内的新陈代谢。同时，植物型乳酸菌含量增多，能够帮助改善肠道环境。

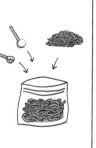

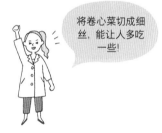

将卷心菜切成细丝，能让人多吃一些！

卷心菜有改善肠胃的功效

卷心菜含有的维生素U、溶血磷脂酸能够修复胃黏膜，改善肠胃不适。此外，卷心菜中还富含维生素C、膳食纤维，具有提升体温、提高人体免疫力的作用。

生食卷心菜能更好地吸收维生素U和溶血磷脂酸，所以可以把卷心菜打成蔬菜汁或者做成沙拉吃。

想要更健康的吃法，我推荐"醋泡卷心菜"和"发酵卷心菜"。

醋泡洋葱的强大功效!

洋葱是抗癌作用很强的阳性食物

每天都想吃用黑醋浸泡紫洋葱做
成的醋泡洋葱!

醋虽然是阴性食物,但是用糙米制
成的黑醋却不容易让身体变冷

醋泡洋葱
会让人上瘾。

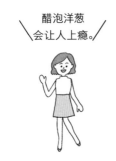

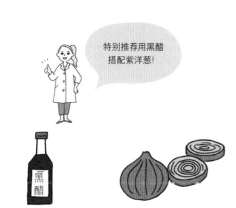

特别推荐用黑醋搭配紫洋葱!

醋泡洋葱的强大功效

- ●降血压
- ●降血糖
- ●让血液变清澈
- ●防止动脉硬化
- ●降低胆固醇
- ●缓解疲劳
- ●改善肠道环境
- ●预防骨质疏松症
- ●提升免疫力
- ●预防衰老
- ●抗过敏
- ●有助于减肥

黑醋的功效

黑醋是用糙米经过长时间发酵制成的, 所以富含维生素、矿物质和氨基酸。

紫洋葱的功效

紫洋葱中含有花青素, 是一种植物多酚, 具有很强的抗氧化作用。

\ 黑醋泡紫洋葱的制作 /
方法

在玻璃容器中倒入400ml黑醋, 取1颗紫洋葱顺着纤维切成薄片, 再放入3大勺蜂蜜。放入冰箱冷藏3天左右, 然后做成沙拉或者搭配肉类料理食用。

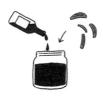

洋葱和蜂蜜都是温暖身体的阳性食物

洋葱是可以温暖身体的阳性食物, 具有很强的抗癌作用, 所以建议多多摄入这种食材。

推荐大家用黑醋和蜂蜜浸泡紫洋葱做成"醋泡洋葱"。

醋本来是会让身体变冷的阴性食物, 但黑醋是用糙米为原料制成的, 营养丰富, 不容易让身体变冷。蜂蜜也是阳性食物, 富含维生素和矿物质。蜂蜜中的低聚糖是改善肠道环境的优质食材。每天吃一点, 有助于改善寒性体质。

盐分不是恶魔!

食盐是人体内不可或缺的阳性食物

获取盐分的时候不要选择精制盐,
而要选择富含矿物质的自然盐

每天喝一次味噌汤

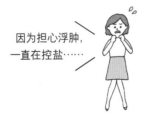

因为担心浮肿,
一直在控盐……

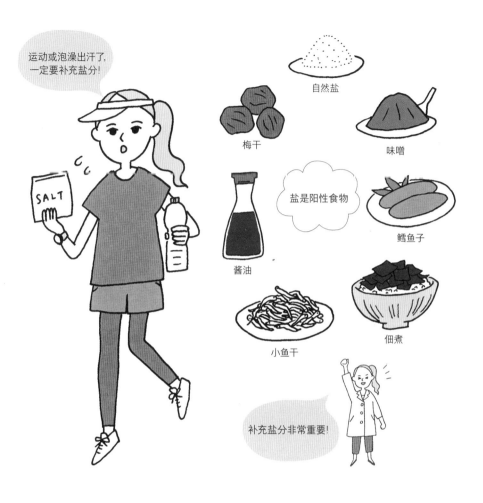

为了温暖身体，必须要摄入一定量的盐分

自20世纪60年代兴起"减盐运动"以来，"盐分是恶魔"的观念就深入人心了。但其实盐分是人体不可缺少的东西。血液、胃液、汗液、尿液——这些体液里都包含盐分。

用海水制成的自然盐富含矿物质，是阳性食物，有温暖身体的作用。

每天喝一次味噌汤，获得适当的盐分吧。

了解抗癌功效强的食材

癌症并不罕见，它是一种生活习惯病

抗癌作用强的食物也有祛寒效果

生姜和胡萝卜是抗癌效果很好的食材

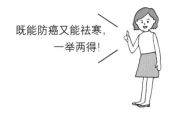

既能防癌又能祛寒，
一举两得!

美国国立癌症研究所
抗癌食物排行图

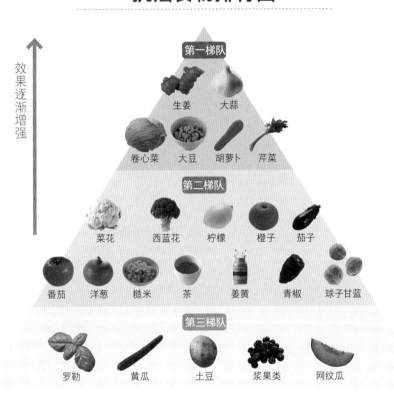

效果逐渐增强

第一梯队

生姜　　大蒜

卷心菜　大豆　胡萝卜　芹菜

第二梯队

菜花　　西蓝花　柠檬　橙子　茄子

番茄　洋葱　糙米　茶　姜黄　青椒　球子甘蓝

第三梯队

罗勒　　黄瓜　　土豆　　浆果类　　网纹瓜

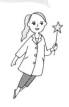

有意识地把这些食材加入到每日的餐食中。

抗癌效果强的食材以阳性食物为主

癌症也是一种生活习惯病。预防癌症和预防其他疾病一样，改善饮食十分重要。上面的图表是美国国立癌症研究所公布的抗癌食物排行图。

早餐喝胡萝卜苹果汁，晚餐吃糙米饭、蔬菜味噌汤等，每天吃一些抗癌效果强的食材绝对不是什么难事。

抗癌效果强的食材可以激发身体活力，所以也有祛寒效果。了解并运用这些食材，把它们加入到每日的食谱中吧。

一直让人暖乎乎的温暖饮品

最具代表性的是胡萝卜苹果汁和
生姜红茶

不管是什么饮品中，都放入碎姜末

如果要排出体内多余的水分，
红豆茶是不错的选择

\ 叫我了? /

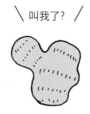

推荐几款让身体变暖和的饮品

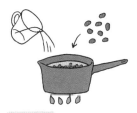

红豆茶

把50克红豆和3杯(约600毫升)水倒入锅中,开火加热,煮开后调成小火,再慢炖30分钟左右。最后加入盐和蜂蜜调味。

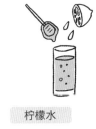

柠檬水

将半颗柠檬挤出汁倒入杯中,再向杯中倒入生姜茶(右图)。可根据个人喜好添加蜂蜜调味,搅拌均匀后就可以喝了。

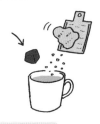

生姜茶

把一块拇指大小的姜切成碎末,直接放入热水中,或者把姜末挤出的姜汁倒入热水中。可以根据个人喜好再放入黑砂糖或者蜂蜜调味。

轻而易举让身体变暖和!

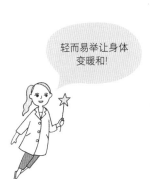

梅酱番茶

将梅干果肉放入倒了热水的杯中,用筷子把果肉捣碎,滴入几滴酱油搅拌。最后加入挤出的姜汁,就做好了。

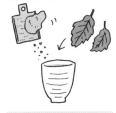

紫苏叶生姜茶

取2~3片绿紫苏叶用火烤脆,放入茶杯中。再加入碎姜末和热水,就可以喝了。

简单操作即可做成的暖体饮品

　　胡萝卜苹果汁和生姜红茶是最具代表性的暖体饮品。用生姜、紫苏叶、梅干等温暖身体的食材制成的饮品也很推荐。

　　这些饮品都可以促进血液循环,有放松身体和美容的效果。

　　其中,红豆含有的皂苷具有利尿作用,能排出体内多余的水分。喝红豆茶有助于消除浮肿。梅酱番茶有助于改善痛经、便秘、腹泻。

喝酒能够温暖身体

酒也分阳性和阴性

阴性的酒搭配阳性的下酒菜

喝酒之前先让身体出汗，
能防止第二天宿醉

喝酒能祛寒，
耶!

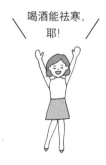

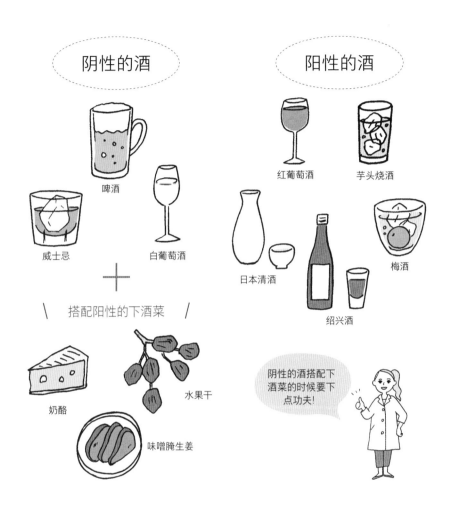

阴性的酒

啤酒

威士忌　　白葡萄酒

＋

＼　搭配阳性的下酒菜　／

奶酪　　水果干

味噌腌生姜

阳性的酒

红葡萄酒　　芋头烧酒

日本清酒　　　　　梅酒

绍兴酒

阴性的酒搭配下
酒菜的时候要下
点功夫!

酒里面也有能温暖身体的阳性的酒

能温暖身体的酒有红葡萄酒、芋头烧酒、日本清酒、绍兴酒、梅酒等。

与之相反，啤酒、威士忌、白葡萄酒会让身体变冷，所以可以搭配味噌腌生姜、奶酪等阳性食物。

此外，在喝酒之前做运动或者蒸桑拿能让身体多出汗，提前把体内的水分排出去，这样就能防止第二天宿醉。也很推荐喝酒的时候往酒里放入生姜。

感觉吃多了？不妨试试轻断食

断食能让肠胃得到休息，提高身
体的自愈能力

轻断食的食谱推荐胡萝卜苹果汁、
不放食材的味噌汤或者生姜红茶

本来需要断食一周，但是半天或者
一天的轻断食也可以

吃多了……

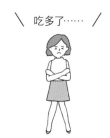

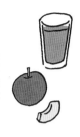

以胡萝卜苹果汁为主

饮食上完全没有水分是很危险的。断食的时候喝胡萝卜苹果汁可以促进身体新陈代谢，提升免疫力。

轻断食的方法

早餐　　胡萝卜苹果汁

　　　　味噌清汤（不放其他食材）

午餐　　胡萝卜苹果汁

　　　　加了黑砂糖的生姜红茶

晚餐　　胡萝卜苹果汁

肚子饿的时候就喝味噌清汤或者加了黑砂糖的生姜红茶。断食结束后也不要突然一下子吃很多，先喝米汤或粥，让肠胃慢慢适应之后再恢复正常的饮食。

轻断食的效果

- 让肠胃得到休息
- 排出身体毒素
- 增强免疫力
- 有减肥效果
- 改善味觉
- 让头脑变得清醒
- 让人变得乐观积极
- 改善睡眠

断食期间必须要摄入水分。

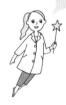

偶尔的轻断食可以让疲劳的肠胃得到休息

现代人的一日三餐经常会让肠胃不堪重负。偶尔进行一下断食，能让肠胃得到休息，增强身体的自愈能力，还有一定的排毒效果。通过清除体内的废弃物，也会让血液循环更加顺畅。

断食原本是要持续一周，但是半天或者一天的断食也有一定的效果。或者只把早餐改成喝胡萝卜苹果汁也可以。但是需要注意的是生理期之前断食不会有明显的效果。

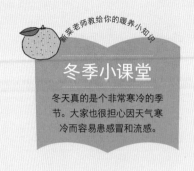

冬季小课堂

冬天真的是个非常寒冷的季节。大家也很担心因天气寒冷而容易患感冒和流感。

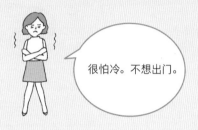

很怕冷。不想出门。

冬天，血液容易变得黏稠……

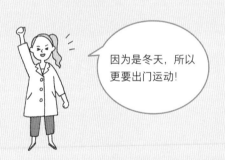

因为是冬天，所以更要出门运动!

　　与夏天相比，冬天不太容易出汗，所以体内的废弃物排不出去，血液容易变得很黏稠。尤其是身体一变冷，排泄器官的运作变得缓慢，身体的新陈代谢慢了，多余的废弃物就更容易在体内堆积。为了改善血液黏稠的情况，关键是要让身体变暖和，排出体内废弃物!

[如何改善血液黏稠?]

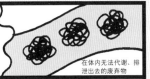

多余的糖分
中性脂肪
胆固醇

为什么血液
会变得黏稠呢?

在体内无法代谢、排泄出去的废弃物

①最主要的原因是吃得太多

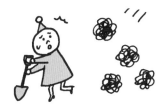

②容易便秘、不容易出汗、排尿不畅

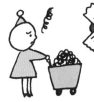

因为身体不能排毒,所以血液不干净。

③体寒

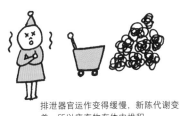

排泄器官运作变得缓慢,新陈代谢变差,所以废弃物在体内堆积。

④睡眠不足、压力大

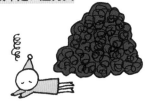

交感神经很活跃,导致血管收缩,身体容易变冷。长期持续下去血液会变得不干净。

也有助于预防疾病。

总结如下 为了改善黏稠的血液,身体需要排毒!

改善方法

1	2	3	4
轻食	勤排便	出汗	吃生姜
饮食控制在八分饱以下,不要摄入多余的食物。	两天一定要排一次便,这样才不会便秘。基本上可以把体内的废弃物排出。	每天做运动或者泡澡出汗,排出体内废弃物。	生姜有疏通血液的作用,冬天更要多吃一些生姜。

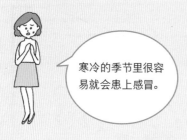

寒冷的季节里很容易就会患上感冒。

从每天的祛寒和饮食生活开始，预防感冒和流感

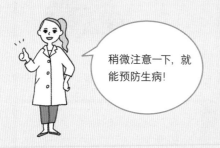

稍微注意一下，就能预防生病!

　　冬天是真正寒冷的季节。了解预防感冒和流感的要点，健康地度过冬天吧。最重要的是每天都要泡澡。泡澡的时候会慢慢地出汗，身体就会暖和起来。体温每升高 1℃，消灭病毒和细菌的白细胞的功效就可以提升 5~6 倍。

[这些方法可以预防感冒和流感!]

1 用红茶漱口

红茶中含有红色色素和茶黄素,可以防止病毒繁殖。

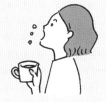

2 到人多的地方时戴口罩

口罩不仅能防止病毒入侵,还能提升体感温度。

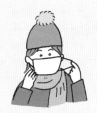

3 认真洗手和漱口

这是预防病毒入侵的基本措施。养成从外面回家后洗手和漱口的习惯。

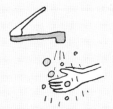

4 吃生姜

生姜中含有的辛辣成分能增强白细胞的活性。

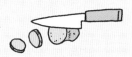

5 泡澡

泡澡可以增加唾液中的分泌型IgA,这种成分能防止病毒入侵体内。

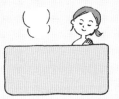

6 吃胡萝卜、大葱、洋葱

多吃一些提高身体免疫机能的食物,能够把感冒扼杀在初期阶段。

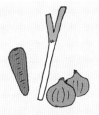

7 好好睡觉

保证优质的睡眠能提高身体免疫力。

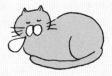

8 房间的湿度保持在50%~60%

空气太干燥的时候容易患感冒。可以在房间里使用加湿器,或者把衣服挂在室内晾干。

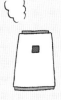

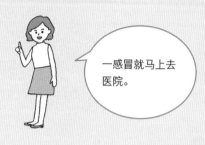

一感冒就马上去医院。

一不小心感冒了，可以采取自我治疗法

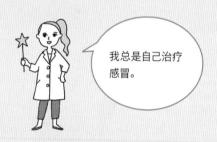

我总是自己治疗感冒。

　　"寒气"进入体内后会导致身体变弱，所以会感冒。如果感冒了，首先要温暖身体，提高身体免疫力。一吃东西，身体的能量就会集中在消化器官的运作上，所以什么都不吃能让身体恢复得更快。如果吃东西，建议选择能让身体变暖和的食材。

[感冒了，该怎么办呢?]

1 尽量不要吃东西

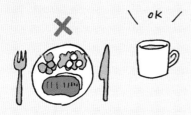

保持空腹，身体的免疫力会明显提升。正确的做法是只摄取水分，尽量不吃东西。

2 泡澡，出汗

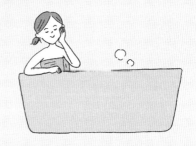

泡澡出汗，会使白细胞更活跃，从而增强人体免疫力，防止病毒入侵身体。

3 喝葛根汤

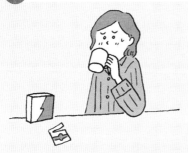

总的来说，治疗感冒的中药就是葛根汤。喝了葛根汤身体会出汗、体温会上升，身体也会更有活力。

4 喝温暖身体的饮品

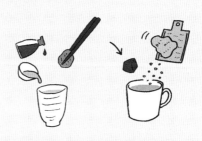

生姜红茶是最强组合，既能温暖身体又有杀菌作用。梅酱番茶(P53)也可以。

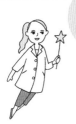

身体不舒服的时候，最重要的是在食欲恢复之前都"不吃东西"！

如何治疗感冒(新菜老师的做法)

感冒的时候，我会选择轻断食。 1天喝2~3次胡萝卜苹果汁和加了生姜的味噌汤，然后口渴的时候适当补充水分。喝了葛根汤之后要保证充足的睡眠。

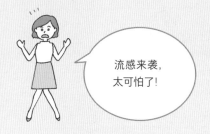

流感来袭，
太可怕了！

流感来袭的时候，喝了麻黄汤之后要好好睡觉

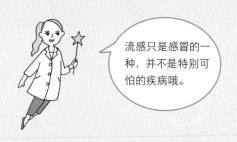

流感只是感冒的一
种，并不是特别可
怕的疾病哦。

　　流感，是感冒的一种。如果患上流感，治疗方法和感冒（P63）一样。
持续补充水分，在食欲恢复之前尽量不要吃东西，多睡觉。治疗流感可以喝
麻黄汤、葛根汤等中药。麻黄具有抑制病毒繁殖的作用。

得了流感，该怎么办呢?

1 补充水分，尽量不要吃东西

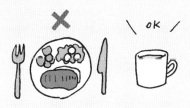

饮食会给肠胃带来负担，所以尽量不要吃太多东西。

2 吃东西最好选择黑糖或者苹果

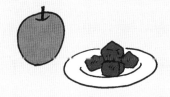

如果肚子饿了，可以吃富含矿物质和维生素的黑糖和苹果。

3 发烧的时候不要裹得太厚

发烧的时候穿薄一点。穿得太厚会让身体出不了汗，导致体内的热散不出来。

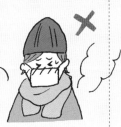

4 不要随便吃退烧药

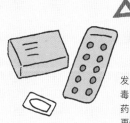

发烧是身体在和病毒斗争。不吃退烧药会让身体恢复得更快。

5 喝麻黄汤

麻黄汤是解热作用很强的中药。发烧的时候可以比普通感冒的时候多喝一些麻黄汤。

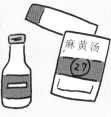

6 好好睡觉

睡觉时身体会分泌肾上腺皮质激素，它能激活身体的免疫力。

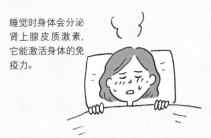

Lesson
3

泡澡可以由内而外地温暖身体

泡澡肯定是可以让身体变暖和的。
在泡澡上花点小心思就可以帮你养成更温暖的体质!

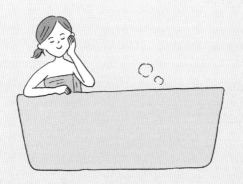

每天一定要泡澡

泡澡可以让身体由内而外变暖和

睡觉前用温水泡澡，会让副交感
神经变得活跃

在泡澡前后做运动，能更好地
温暖身体

夏天更
推荐泡澡！

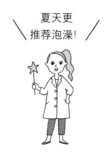

祛寒的泡澡要点

1
2
3

泡到身体慢慢出汗

晚上睡觉前，用温水泡澡

泡半身浴的时候，注意不要
让上半身受凉

泡澡不要泡一
下就很快结束了，
要泡到身体微
微出汗的程度。
出汗证明体温
上升了1℃。

温水泡澡会让副交感神经
变得活跃，增强放松身体的
效果。建议晚上睡觉前用温
水泡澡。

冬季泡半身浴的时候，上半身
会变冷。为了防止这一情况，可
以把毛巾搭在肩膀上保暖。如
果水变温了，可以往浴缸里续
加热水，保持水温。

让身体更暖和！

泡澡前做肌肉锻炼
能提高新陈代谢，
从而让身体更容易
出汗。泡完澡之后
做伸展运动拉伸身
体，会使血液流通
更顺畅，对排出体
内的废弃物和多余
的水分也很有效果。

下蹲运动 　　　　泡澡 　　　　伸展运动

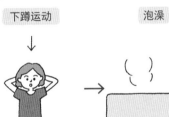

只淋浴不能让身体变暖和

有时候可能因为没时间，就不泡澡了，只是淋个浴。但是这样无法从内
向外温暖身体。

为了祛寒，每天都要泡澡，哪怕只泡 3 分钟也可以。泡澡可以让身体暖和
起来，消除疲劳，还可以改善肩膀酸痛和浮肿，睡眠质量也会有很大的提升。

即使是炎热的夏天，很多人也会因为吹空调而受寒。请多多泡澡，消除
一天的寒气吧。

效果显著的 "3-3-3 泡澡法"

3 次 ×3 分钟 =9 分钟,
就可以让身体出好多汗

只需 9 分钟, 就可以实现
跑步 30 分钟的效果

习惯之后再慢慢增加次数

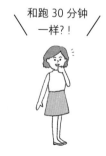
和跑 30 分钟
一样?!

什么是"3-3-3泡澡法"？

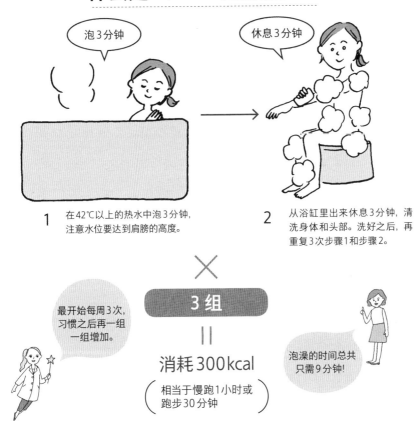

泡3分钟

休息3分钟

1 在42℃以上的热水中泡3分钟，注意水位要达到肩膀的高度。

2 从浴缸里出来休息3分钟，清洗身体和头部。洗好之后，再重复3次步骤1和步骤2。

×

3组

=

消耗300kcal

(相当于慢跑1小时或跑步30分钟)

最开始每周3次，习惯之后再一组一组增加。

泡澡的时间总共只需9分钟!

"泡澡3分钟→出来休息3分钟，重复3次"的泡澡法

　　在42℃以上的热水中泡3分钟，然后从浴缸里出来休息3分钟，这样重复3次。这个"3-3-3泡澡法"推荐给体寒且缺乏运动的人。

　　实际上，泡澡的时间一共只有9分钟，但是身体会出大量的汗，能达到跑步30分钟的效果。这个过程消耗300kcal，对减肥也很有帮助。

　　没有时间运动的时候，更要记住"3-3-3泡澡法"!

泡半身浴让身体慢慢地出汗

半身浴只泡胸口以下的部分，
可以温暖下半身

最合适的水温是夏季在 38℃左右，
冬天在 40℃左右

半身浴泡 30~40 分钟身体就会微微
出汗，可促进血液循环

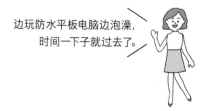

边玩防水平板电脑边泡澡，
时间一下子就过去了。

泡半身浴的方法

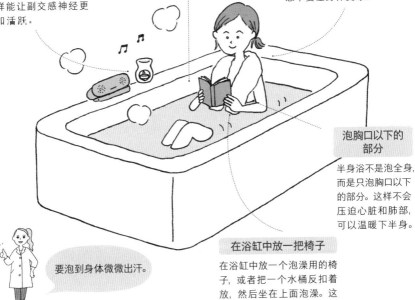

使用精油、音乐让自己放松

在浴缸中加入精油，或者听音乐放松身心。这样能让副交感神经更加活跃。

水温控制在夏天38℃左右，冬天40℃左右

最适宜的水温是夏天在38℃左右，冬天在40℃左右。如果是为了改善体寒，用更热的水泡也可以。

在脖子上披一条毛巾

寒冷的冬天，浴室温度较低。在肩膀上披一条干毛巾，注意不要让身体受凉。

泡胸口以下的部分

半身浴不是泡全身，而是只泡胸口以下的部分。这样不会压迫心脏和肺部，可以温暖下半身。

在浴缸中放一把椅子

在浴缸中放一个泡澡用的椅子，或者把一个水桶反扣着放，然后坐在上面泡澡。这样即使是普通全身浴的水位也能泡半身浴了。

要泡到身体微微出汗。

如果要重点温暖下半身，就选择泡半身浴

半身浴只泡胸口以下的部分，因为半身浴不会压迫心脏和肺部，所以可以长时间泡。泡30~40分钟，身体就会微微出汗，这样能促进体内的血液循环。

女性重要的器官——子宫和卵巢都集中在下半身，重点温暖下半身会促进雌性激素的分泌，能有效缓解痛经和月经失调。

冷热水浴可以让身体在睡前都保持温暖

冷热水浴是指重复
"泡热水澡→洗冷水浴"

通过重复冷热水浴，身体会变暖和

最后一定要用冷水冲洗，让血管收缩

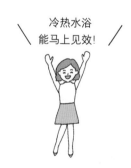

\ 冷热水浴 /
能马上见效!

冷热水浴的方法

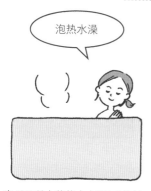

泡热水澡

在42℃以上的热水中泡1~2分钟。和平常泡澡一样要泡到肩膀，温暖整个身体。如果没时间泡澡，也可以用温水淋浴。

← 重复数次 →

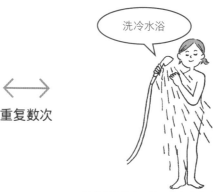

洗冷水浴

从浴缸中出来，用20℃左右的凉水冲洗约30秒。多重复几次"泡热水澡→冲冷水浴"，最后以洗冷水浴结束。如果还不习惯洗冷水澡，可以用温水先洗手、脚等离心脏远的部位。

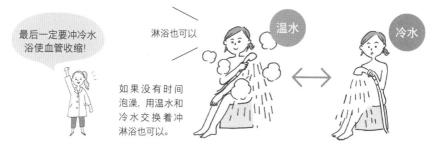

最后一定要冲冷水浴使血管收缩！

淋浴也可以

如果没有时间泡澡，用温水和冷水交换着冲淋浴也可以。

温水

冷水

泡完热水澡后要收缩血管

如果是冬天洗完澡后容易感觉身上发冷的人，推荐"冷热水浴"。洗澡后感觉发冷是因为泡澡打开了身体的毛细血管，泡完之后血管暴露在冷空气中，身体的热量散失了。泡完澡之后用冷水冲洗身体能收缩血管，就不容易感觉到冷了。

洗冷热水浴要先重复几次"泡热水澡→冲冷水浴"，最后用冷水冲洗能够收缩血管，通过血管反复地伸缩和扩张，让身体的血液循环更畅通，全身都会变得非常温暖。

可以温暖手脚且简单方便的足浴和手浴

脚掌和手心有很多能够刺激身体
器官的穴位

只需要把手脚泡在热水中，
就可以让全身变暖和

在热水里放入生姜和自然盐，
温暖效果会更好

手脚马上
就变暖!

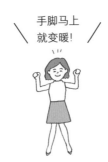

足浴的方法

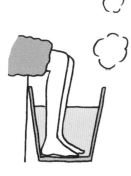

❶ 在泡脚桶中倒入热水，水位要超过脚踝。水温较热为佳。然后准备好续加的热水，泡脚过程中可以继续加水。

❷ 坐在椅子上泡脚10~15分钟。这段时间可以看看书、看看电视，放松一下。睡觉前泡脚可以睡得更好。

手浴的方法

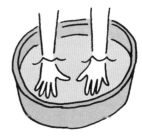

❶ 在洗脸盆中倒入热水，水位要超过手腕。两手放入，泡10分钟左右。

❷ 把双手放入盛着凉水的洗脸盆中泡大约10秒，水位要超过手腕。或者用自来水冲洗双手。

❸ 重复几次步骤1和步骤2，能消除肌肉酸痛。如果水变温了，要继续加热水。

把双手来回在温水和冷水里浸泡。

也可以在水里加入碎姜末或自然盐

在热水中加入一块拇指大小的碎姜末或自然盐，能促进血液循环，还能增强温暖身体的功效。在水中滴入喜欢的精油，能让身体更加放松。

手脚暖和了，整个身体就会暖和

白天感觉冷的时候不妨做做"足浴"或"手浴"。把手脚泡进盛着热水的洗脸盆或者水桶里，可以温暖脚底和手心里的穴位，激活身体器官，让全身都变暖和。

如果是容易脚冷的人，特别推荐足浴。手浴时泡到手腕，能有效温暖双手，促进肩膀和脖子的血液流通，很适合肩膀酸痛或者头痛的人。

桑拿浴能够迅速排毒

从桑拿房出来泡凉水浴，
可以调节自主神经

每次蒸 12~13 分钟，重复蒸 4~5 次，
可以消除浮肿

如果蒸桑拿出汗了，一定要补充盐分

喝酒前蒸桑拿，
可以防止第二天宿醉。

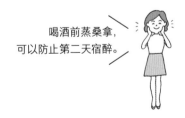

桑拿浴的要点

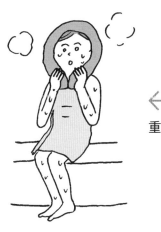

重复4~5次

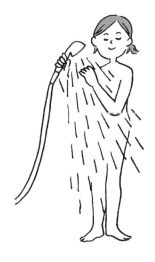

蒸桑拿
5~10分钟

用湿毛巾裹住头和脸，用嘴呼吸。在桑拿房里越靠上温度越高，所以先坐在靠近地板的地方。刚开始的时候不要蒸太久。

我非常喜欢蒸桑拿！每周去蒸2次。

泡凉水浴或冲凉
30秒~1分钟

从桑拿房出来后泡凉水浴，或者冲凉。可以先用温水淋浴，适应之后再挑战直接冲凉水。

热休克蛋白（HSPs）是什么？

热休克蛋白是在从细菌到哺乳动物中广泛存在的一类热应激蛋白质，能提高身体的免疫力和抗压性。泡42℃以上的热水浴就能产生这种蛋白质，蒸桑拿的效果会更好。

蒸完桑拿泡凉水浴

如果真心想改善寒性体质，建议尝试每周蒸2次桑拿多出汗。蒸完桑拿后泡凉水浴，重复几次从热到凉的过程，可以调节自主神经。重复蒸4~5次能让身体变暖和，还能消除浮肿，晚上也能睡个好觉。

蒸完桑拿后一定要补充盐分。身体失去了盐分就会感觉发冷，可以喝味噌汤，或者口含一些自然盐。

药浴可以增加泡澡的乐趣

在浴缸中放入植物或者盐，
温暖身体的功效会翻倍

矿物质和维生素能有效促进血液
循环

精油的功效能让身体更加放松

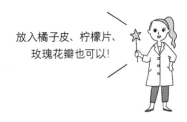

放入橘子皮、柠檬片、
玫瑰花瓣也可以!

推荐药浴!

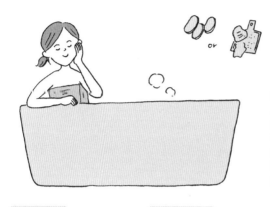

生姜浴

把1个生姜切成片，直接放入浴缸里。或者把带皮生姜切成碎姜末，装进布袋中，再放入浴缸里。如果皮肤感觉被刺得火辣辣的，就少放一点生姜。生姜浴能有效预防感冒。

柚子浴

冬季的柚子能让血液流通顺畅，使身体变暖和。取1个柚子切成几块，放进泡澡水中。

薄荷浴

把新鲜的薄荷叶装进布袋中，让布袋浮在泡澡水上。薄荷清爽的芳香会让人放松。特别推荐给因压力过大而导致体寒的人。

盐浴

在泡澡的热水中放入一把盐，可以促进身体的血液循环，让全身变暖和。泡盐浴会让身体出汗，有利于排毒。

药浴自古以来就受到人们的喜爱

在日本，人们自古以来就喜欢泡药浴。比如端午节泡菖蒲浴，冬至泡柚子浴。药浴浴液中放入有药效成分的植物或盐，泡澡时温暖身体的效果就会翻倍。

这里介绍的药浴是放入了自然盐或植物的药浴。在泡澡水中放入植物，植物中的矿物质和维生素等成分会溶入泡澡水中，具有美容和促进血液循环的效果。

植物清新的芳香也能起到放松身心的效果。

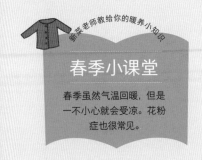

春季小课堂

春季虽然气温回暖，但是一不小心就会受凉。花粉症也很常见。

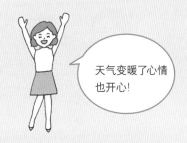

天气变暖了心情也开心!

打造能够适应夏天的身体，自动调节体温

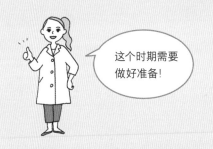

这个时期需要做好准备!

　　春天需要打造能够自动调节体温的身体。冬天没怎么运动的人，从春天开始就要多运动，泡泡澡，让身体排汗。这样做可以防止到了夏天体内热量散不出去而中暑。在中医里，这个叫"暑热顺化"。

打开汗腺的练习

过去没有空调，身体可以自然地适应热的天气。

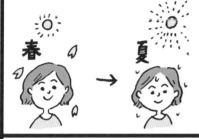

但是现在到处都有空调，出汗的机会很少，身体反倒不能很好地调节体温了。体内的热量散不出去，会让人头晕，甚至还会出现中暑晕倒的情况。

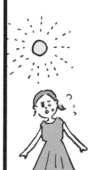

做运动

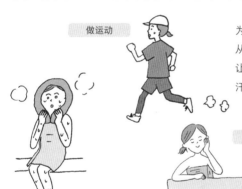

蒸桑拿

泡澡

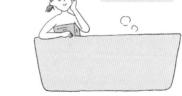

为了让身体能够正常调节体温，从春天到夏天这段时间里，要让身体多出汗，多做打开身体汗腺的练习。

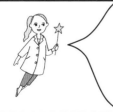

如果是之前没有排汗习惯的人，不要突然剧烈运动、过度蒸桑拿，否则会更容易中暑。建议循序渐进，让身体慢慢适应。

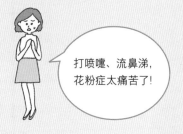

打喷嚏、流鼻涕，
花粉症太痛苦了!

花粉症是身体在排出沉积在体内的脏东西

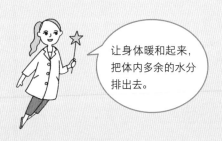

让身体暖和起来，
把体内多余的水分
排出去。

　　中医认为花粉症是水毒导致的。患了花粉症会打喷嚏、流鼻涕、流眼泪等，这些症状其实都是身体在把体内多余的水分排出去。春天，主管身体排泄的副交感神经很活跃，所以春天是身体的大扫除时期，也就是排毒的季节。改善花粉症，排出体内多余的水分很重要。

如何缓解花粉症?

1 使用保暖型护腰和暖宝宝温暖腹部

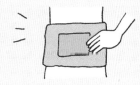

温暖肚子,让肠胃和肾脏正常运作,能够帮助身体排毒。

2 喝梅酱番茶

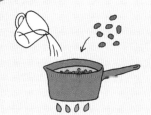

梅酱番茶是把梅干、酱油放入绿茶中做成的。可以1天喝3次梅酱番茶。

3 少食

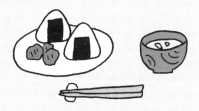

出现湿疹、皮肤干燥的时候,要比平时少吃一些。

4 蒸桑拿或泡半身浴,让身体出汗

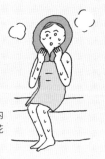

大量出汗会排出体内多余的水分,减轻花粉症的症状。

5 做运动

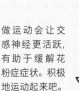
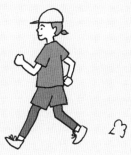

做运动会让交感神经更活跃,有助于缓解花粉症症状。积极地运动起来吧。

6 喝小青龙汤

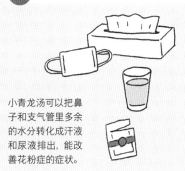

小青龙汤可以把鼻子和支气管里多余的水分转化成汗液和尿液排出,能改善花粉症的症状。

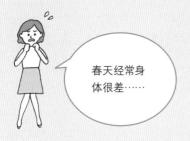

春天经常身体很差……

注意春天的温差，防止身体受寒

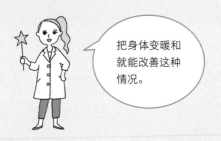

把身体变暖和就能改善这种情况。

　　初春换季的时候温差较大，很容易让身体受凉患上感冒。因为副交感神经很活跃，所以会出现胃酸过多恶心想吐，或者肠胃紊乱引起腹泻的情况。越是换季的时候，在穿衣服和饮食上越要注意保暖。

不受凉的穿搭技巧

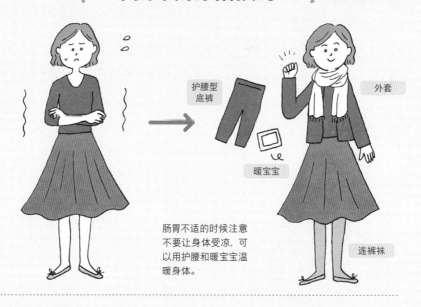

护腰型底裤

外套

暖宝宝

连裤袜

肠胃不适的时候注意不要让身体受凉，可以用护腰和暖宝宝温暖身体。

在平常的"胡萝卜苹果汁"中加入这些东西！

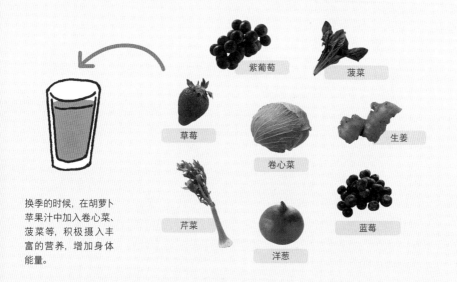

紫葡萄

菠菜

草莓

卷心菜

生姜

芹菜

洋葱

蓝莓

换季的时候，在胡萝卜苹果汁中加入卷心菜、菠菜等，积极摄入丰富的营养，增加身体能量。

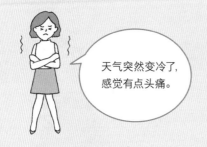

天气突然变冷了，感觉有点头痛。

如果早晚开始降温，请注意身体管理

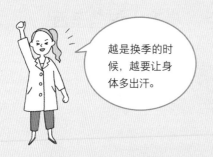

越是换季的时候，越要让身体多出汗。

　　秋天会迅速降温，这时候很容易生病。人也不会像在夏天时出很多汗，如果还跟夏天一样喝很多水，吃很多凉的东西，体内就会储存多余的水分，产生"水毒"。即使是平常没有水毒症状（头痛或头晕眼花）的人，也要在换季的时候注意这些问题。

初秋的注意事项

1 不要摄入过量水分

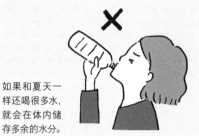

如果和夏天一样还喝很多水，就会在体内储存多余的水分。

2 喝生姜红茶

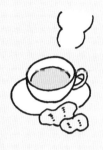

生姜红茶具有很好的排毒作用。天气炎热的时候不喝热的姜茶也可以。

3 穿上保暖型护腰

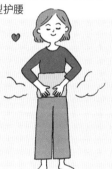

即使夜晚突然降温，只要穿着护腰就可以安心睡觉。

4 泡热水澡

泡澡可以温暖身体，有发汗作用。所以天气炎热的时候也一定要泡澡。

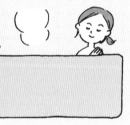

5 锻炼肌肉

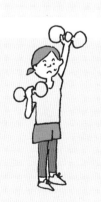

锻炼肌肉，多做运动，尽量让身体多出汗，排出体内多余的水分。

6 摄入生姜

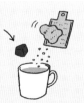

生姜可以温暖身体，让血液流通更加顺畅。如果感觉身体发冷，就赶快吃生姜。

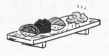

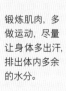

Lesson
4

一年四季都适用的
暖养小物

最推荐的当然是"保暖型护腰"了。
还有些意想不到的物品也有祛寒的功效!

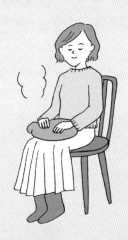

护腰可以一年 365 天都穿着

护腰不仅可以温暖肚子,
还可以温暖全身

护腰能温暖子宫和卵巢,
刺激雌性激素的分泌

最理想的状态是 365 天
每天 24 小时都穿着护腰

护腰优点多多,
而且使用
很方便!

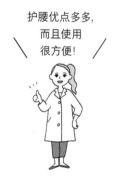

护腰有利于祛寒的 5 个理由

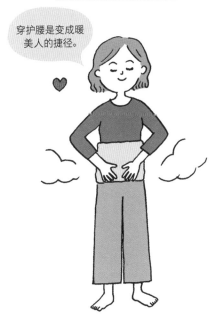

穿护腰是变成暖美人的捷径。

1 体内大部分血液集中在腹部，护腰可以温暖腹部，很快提升体温。

2 约70%的淋巴细胞集中在肠道，肠道温度升高，可以增强免疫力，预防疾病。

3 子宫和卵巢温暖了，有助于缓解痛经和月经失调，预防妇科病。

4 血液流通更顺畅了，能提高身体的基础代谢，从而养成易瘦体质。

5 肚子温暖了，就能睡得好，睡眠质量提高了，身体就会更健康。

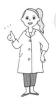

最好是 24 小时都穿着。

日用	夜用
建议穿不影响外衣的薄款护腰。和短裤一体式的"护腰型底裤"也很方便。 	泡完澡之后建议穿宽松的款式。睡觉的时候注意不要紧勒着身体。

护腰是从外部温暖身体的最佳选择

所有由外而内温暖身体的方法中，我最推荐的就是穿护腰。

人体的腹部集中了很多器官，温暖腹部可以激发器官的活力。而且肠道集中了身体约 70% 的淋巴细胞，温暖肠胃能提高身体的免疫力。反之，肠胃受凉的话免疫力就会变弱。

不仅是寒冷的季节要穿护腰，炎热的季节也要穿。最好白天和晚上都穿着。最理想的是 365 天每天 24 小时都穿着护腰！

贴上暖宝宝，更有助于提高体温

贴上暖宝宝会使身体快速变暖和，
而且能长时间保持温暖

把暖宝宝贴在肚子或者腰部等
容易感觉冷的部位

把暖宝宝贴在护腰上，会让身体
更温暖

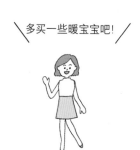

多买一些暖宝宝吧!

用暖宝宝温暖身体的小技巧

技巧1

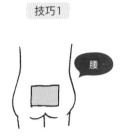

把暖宝宝贴在腰椎骨上，可以温暖整个腰部

把暖宝宝贴在腰椎骨的位置（骨盆的中间部位），可以温暖整个腰部，全身的血液循环也会变得更加畅通。推荐使用温湿布（P109）。

技巧2

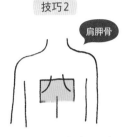

把暖宝宝贴在两块肩胛骨之间，可以消除体内的寒气

感觉冷到发抖的时候，把暖宝宝贴在两块肩胛骨之间，能让血液流通顺畅，从上半身到全身都会渐渐变暖和。肩膀酸痛的时候，也可以把暖宝宝贴在脖子后面。

技巧3

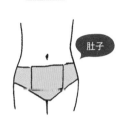

把暖宝宝贴在肚脐下方，对腹部祛寒很有效

肚子凉的时候，或者身体不好的时候，把暖宝宝贴在肚脐下面6~7cm的地方有很好的祛寒效果。因为肚脐周围有很多祛寒的穴位。也可以贴在打底裤或者连裤袜上。

只要贴上去就好，用起来很方便！

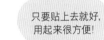

很冷的时候，把暖宝宝贴在护腰上面

特别是畏寒的人，可以把暖宝宝隔着护腰贴在肚子或者腰上。冬天的时候，换好白天穿的护腰之后贴1片暖宝宝，晚上洗完澡换上睡觉用的护腰之后再贴1片，一天用2片就可以。

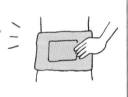

感觉冷的时候，贴上暖宝宝立刻就会变暖和

感觉"有点冷"的时候，暖宝宝是立刻就能给你带来温暖的东西。暖宝宝的优点是一贴上就能长时间地持续保持温暖。

很冷的时候，隔着护腰把暖宝宝贴在肚子或者腰上，不用担心低温烫伤，能一点一点温暖全身。

把护腰和暖宝宝作为冬天的固定搭配吧。如果是可以放进鞋里的暖宝宝，还能一直温暖到脚尖。

能够长时间保暖的暖水袋

暖水袋的温热会长时间慢慢地
传到身体中

把暖水袋放在肌肉很多的大腿上，
可以有效促进血液循环

暖水袋有不同的大小和材质，
可以按照自己的喜好选择

用一次就爱上
暖水袋的温暖。

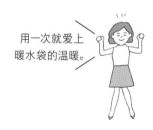

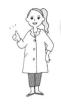

在办公室放一个暖水袋就很好!

暖水袋的使用方法

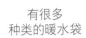

有很多种类的暖水袋

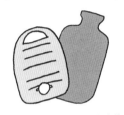

大腿上有大块肌肉,而且汇集了很多毛细血管。温暖大腿能让血液循环更顺畅。

暖水袋有很多种类,有老式的需要灌热水的暖水袋,有可以放进微波炉里加热的暖水袋,还有走路时可以拿在手里的迷你型暖水袋……大家按照自己的需求选择合适的即可。

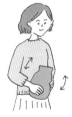

来回移动

在全身来回移动暖水袋,比如腰部、臀部等部位。来回移动能温暖全身。

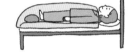

睡觉的时候也可以使用

把暖水袋先放进被子里。脚暖和了就能睡得很香。暖水袋可以一直让你温暖到第二天早上!

也可以用矿泉水瓶做暖水袋

向空的矿泉水瓶中倒入40~50℃的热水,可以用来代替暖水袋。用双手抱着,能让冻僵的双手变暖和。

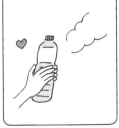

日常常备暖水袋,可以温暖地度过一整天

暖水袋能长时间慢慢地温暖身体,让人感觉很舒服。

晚上睡觉的时候可以把暖水袋放入被子里,白天可以放在大腿上,放在腰或肚子上,这样一整天都会很暖和。平时,可以将暖水袋放在办公室备用。

暖水袋有很多种,有老式的灌热水的暖水袋,还有可以放进微波炉里加热的暖水袋等。根据自己的喜好选择即可。

重点是温暖"脖子"

脖子冷了全身都容易变冷

温暖脖子的披肩和围巾是必备单品

温暖手腕和脚腕，可以保护手脚不受寒

重点是
三个"脖子"哦!

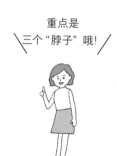

温暖的重点是脖子、手腕、脚腕

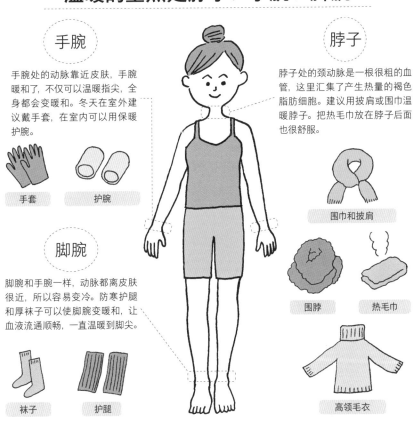

手腕

手腕处的动脉靠近皮肤，手腕暖和了，不仅可以温暖指尖，全身都会变暖和。冬天在室外建议戴手套，在室内可以用保暖护腕。

手套　护腕

脖子

脖子处的颈动脉是一根很粗的血管，这里汇集了产生热量的褐色脂肪细胞。建议用披肩或围巾温暖脖子。把热毛巾放在脖子后面也很舒服。

围巾和披肩

围脖　热毛巾

脚腕

脚腕和手腕一样，动脉都离皮肤很近，所以容易变冷。防寒护腿和厚袜子可以使脚腕变暖和，让血液流通顺畅，一直温暖到脚尖。

袜子　护腿

高领毛衣

三处"脖子"受凉了，可能会导致全身都变冷

这三个地方暖和了，保暖效果会很明显。

脖子、手腕和脚腕三个地方的动脉靠近身体表层皮肤，所以这几个地方一旦受凉，全身就容易变冷。感觉冷的时候，可以用披肩、围巾、围脖温暖脖子；用手套、护腕温暖手腕；用护腿、袜子温暖脚腕。

脖子上有很多御寒的穴位，所以温暖脖子能消除全身的寒冷。不光是冬天在室外要注意保暖，夏天在办公室也最好常备保暖单品。

穿搭的基本原则是头寒足热

建议采用暖炉式穿搭：上半身穿薄点，下半身穿厚点

下半身再加一层打底裤或连裤袜

穿脚趾可以活动的鞋不容易脚冷

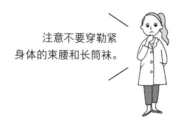

注意不要穿勒紧身体的束腰和长筒袜。

温暖下半身，全身就能变暖和

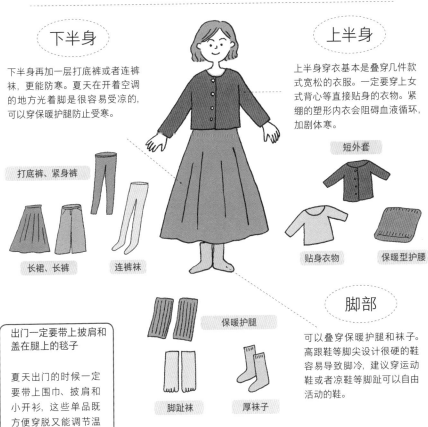

下半身

下半身再加一层打底裤或者连裤袜，更能防寒。夏天在开着空调的地方光着脚是很容易受凉的，可以穿保暖护腿防止受寒。

打底裤、紧身裤

长裙、长裤

连裤袜

上半身

上半身穿衣基本是叠穿几件款式宽松的衣服。一定要穿上女式背心等直接贴身的衣物。紧绷的塑形内衣会阻碍血液循环，加剧体寒。

短外套

贴身衣物

保暖型护腰

脚部

可以叠穿保暖护腿和袜子。高跟鞋等脚尖设计很硬的鞋容易导致脚冷，建议穿运动鞋或者凉鞋等脚趾可以自由活动的鞋。

保暖护腿

脚趾袜

厚袜子

出门一定要带上披肩和盖在腿上的毯子

夏天出门的时候一定要带上围巾、披肩和小开衫，这些单品既方便穿脱又能调节温度。冬天很冷的时候，推荐随身携带针织帽和保暖耳套。

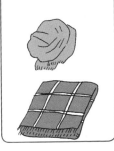

暖炉式穿衣法可以从下半身开始温暖全身

为了让血液和热量在下半身循环，可以采用暖炉式穿衣法温暖下半身，协调好头寒足热。一定要穿保暖护腰，还要穿一件贴身的衣物。尽量在下半身再加一条紧身裤或者保暖护腿。

冬天的时候在肚子或者腰部贴上暖宝宝，叠穿脚趾袜和厚袜子，这样从脚到全身都能变暖和。

办公室里的穿搭需要注意什么呢?

最需要注意的是夏天吹空调别受凉

披一件小外套,保护身体不受凉

常备盖在腿膝上的毯子和保暖袜子
等暖养小物

待在空调屋里
脚会很凉吧。

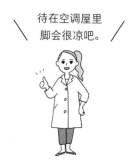

理想的办公室穿搭

喝生姜红茶

把姜茶倒入保温壶中,放在办公桌上。如果肚子饿了,可以吃点黑糖或巧克力。

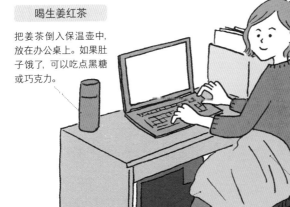

贴着暖宝宝

一次性暖宝宝可以持续保暖,是办公室人群的好搭档。感觉冷或者酸痛的时候,轻轻地贴上暖宝宝吧。

一定要穿护腰和贴身衣物

穿一件不会影响外衣的薄款护腰。最好24小时都穿着温暖肚子的保暖护腰。

把毯子卷起来

推荐从肚子到骨盆、脚踝都可以盖住的大号毯子。在大腿上放个暖水袋。

在脚边放一个电热器

特别是在寒冷的冬天,要在脚边放一个电热器,充分温暖下半身。

穿上保暖袜子和保暖护腿

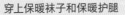

为了不让脚踝受凉,要穿上厚袜子和保暖护腿。鞋也要换成宽松的。

用温暖单品全面对抗办公室的寒气

相比冬天,夏天办公室的穿搭问题更让人苦恼。吹空调对阳性体质的男性来说很舒服,但是对阴性体质的女性来说却是一种伤害。在开着空调的办公室里待一整天,整个身体内部都会变冷。所以小外套和盖在膝盖上的毯子是必备单品。

冬天在办公室工作,脚冷也是很痛苦的。除了使用温暖下半身的物品外,还可以在大腿上放一个暖水袋,便能温暖全身。

白领们要注意防止夏天吹空调受凉!

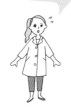

睡觉的时候也要防止身体受凉

穿宽松的护腰安心入睡

容易受凉的身体部位用暖水袋和
披肩盖着

夏天可以开空调睡觉，但是要穿
长袖睡衣和睡裤

冬天要经常晒被子
或使用被子烘干机，
一整晚都会像泡在
温泉里一样舒服!

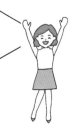

睡觉的时候也要保暖肚子和脖子

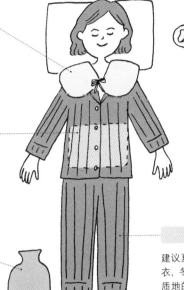

冬天用披肩盖住脖子

用披肩盖住脖子可以防止寒气从脖子进入体内，从而让身体变冷。或者用毛巾裹住脖子也可以。

睡觉的时候也要穿着护腰

不管是夏天还是冬天，睡觉的时候一定要穿着护腰。最好选择不勒身体的宽松款式。

冬天在脚边放上暖水袋

在暖水袋中灌入热水，可以持续保暖很久。

在枕头边放上生姜

睡不着的时候，把生姜片装在盘子里放在枕头边，有很好的助眠效果。

即使是夏天也要盖毛巾毯

炎热的夏天也要用毛巾毯盖着，防止肚子受凉。最好选择亲肤性的天然质地。

穿天然质地的睡衣

建议夏天穿吸汗性强的棉麻质地睡衣，冬天穿温暖的毛织睡衣。丝绸质地的睡衣夏天穿很凉快，冬天穿很暖和，全年都可以穿。

脚趾冷的时候穿上袜子

睡觉的时候穿上睡觉专用的宽松的袜子。脚趾袜可以改善血液畅通，让脚变暖和。

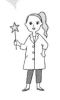

夏天如果开着空调睡觉，要记得穿暖和点！

睡觉的时候也不要忘记穿护腰

睡觉时间约占全天的三分之一，所以睡觉时防寒也很重要。因脚冷而睡不着的人，可以穿着袜子睡觉。但请选择宽松的款式。

夏天如果开着空调睡觉，要穿长袖睡衣和睡裤。

冬天利用暖水袋和被子烘干机温暖被子，可以睡得又温暖又舒服。

使用布质卫生巾，消除下半身的寒冷

|| 不是生理期的时候也能用布质卫
   生巾，可以防寒

|| 布质卫生巾能温暖子宫和膀胱，
   还可以慢慢地温暖全身

|| 白带多是体寒的征兆

布质卫生巾具有从表面
看不到的强大作用！

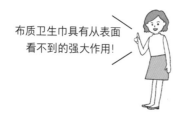

布质卫生巾的功能

- 温暖子宫和膀胱，消除寒冷
- 缓解痛经和排卵痛
- 透气性能好，没有潮湿闷热感
- 不容易发痒和出现炎症
- 能有效确认经血的量和颜色

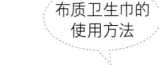

布质卫生巾的
使用方法

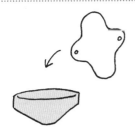

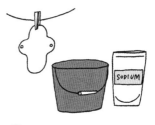

1 确认布质卫生巾的正反面，然后放在内裤里面。新的布质卫生巾第一次用的时候，一定要先洗干净再用。

2 把布质卫生巾放在内裤中间的位置，然后用两侧的小暗扣固定住。使用方法和纸质护翼卫生巾相同。

3 把布质卫生巾放在水里泡一会儿再清洗。用碱性的水（小苏打水）清洗会洗得更干净。

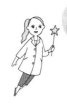

不仅是生理期，
日常生活中也可使用。

白带多的时候要注意!

如果白带长期是水样、量多的情况，表明身体已经受凉了。白带量多的时候，要注意使用布质卫生巾或白带护垫，温暖身体。

温暖子宫和膀胱的布质卫生巾有强大的功效

布质卫生巾可以多次反复使用、不潮湿闷热。不仅是在生理期，日常生活中也可以使用。使用布质卫生巾能温暖子宫和膀胱，改善体寒。

布质卫生巾有许多类型，带两翼的布质卫生巾的使用方法和纸质卫生巾完全相同。可以先在非生理期的平时尝试使用布质卫生巾，实际体验一下它的温暖。

市面上卖的艾蒿温热护垫能直接把温暖传递到子宫、膀胱和大肠，让血液流通更顺畅，全身都会变暖和。

立即见效的方法：
使用多种多样的"温湿布"

| 不用担心低温烫伤，身体会由内
而外地变暖和

| 使用身边的材料就能简单制作

| 忙碌的时候也可以用微波炉加热的
热毛巾

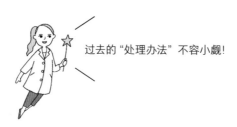

过去的"处理办法"不容小觑！

推荐温湿布!

魔芋温湿布

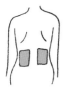

用热水煮，能充分吸收热量，而且热气会渗透到身体内部。对妇科疾病有很好的效果。

制作方法
取3片魔芋用热水煮4分钟，然后一片一片用布包裹起来。在肚子下方贴1片，左右后腰上各贴1片。

生姜温湿布

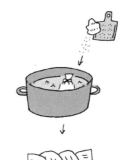

生姜具有促进血液循环的功效，可以将热量从肌肤渗入到身体内部。生姜温湿布能改善酸痛、疼痛等各种问题。

制作方法
把碎姜末装入布袋中，然后放入加了水的锅里加热。等水稍微晾凉之后，将毛巾浸入在水中，拧干后贴在患处。

盐温湿布

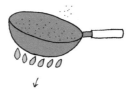

盐温湿布加热一次就不容易变冷，能保持温暖。贴在肚子上会让身体慢慢出汗。

制作方法
用中火炒盐，把自然盐炒到松散疏松的程度。然后趁热放入布袋中，并封住口，放在肚子上。

原来身边的这些东西有祛寒的功效啊!

不用担心低温烫伤，温湿布可以慢慢地温暖身体

温湿布对顽固的体寒有显著功效，而且不用担心低温烫伤，可以由内而外温暖身体，促进身体排汗。

生姜、魔芋、盐，这些原材料不仅是身边很常见的东西，也是纯天然的原料。

忙得没时间的时候，推荐使用热毛巾。把毛巾浸湿然后拧干，用微波炉加热一下即可使用。敷在脖子或者眼睛上，能促进血液循环，缓解眼疲劳和头痛。

"温灸"对一切身体不适都有效

| 通过艾灸温暖全身受冷的部位和穴位

| 也很推荐用吹风机吹祛寒的穴位

| 枇杷叶温灸不仅可防癌，还有改善
  体寒的效果

＼要小心用火哦！

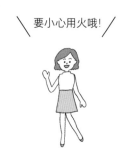

推荐自助温灸

"温灸盒"是装着艾绒的纸质台座，一个人也可以使用"温灸盒"轻松温灸。不同种类的温灸盒温度会有所差别，先从温度低的开始尝试吧。

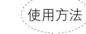

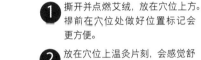

❶ 撕开并点燃艾绒，放在穴位上方。棉前在穴位处做好位置标记会更方便。

❷ 放在穴位上温灸片刻，会感觉舒服又暖和。证明血液流通变得更顺畅了。

❸ 感觉皮肤发热，变得火辣辣的时候结束温灸。不管多短的时间，只要皮肤变热了，温热的刺激就能传达到体内。

合谷和三阴交都是有祛寒功效的穴位。

用吹风机温灸非常方便

用吹风机的热风吹脚踝内侧的三阴交（P113），整个脚都会很暖和。吹的时候离穴位10~15cm，用弱风模式。也可以隔着衣服吹。

用温灸温暖身体感觉冷的部位和穴位

温灸是一个从体内温暖身体的方法。一般的温灸是把从艾蒿里取出的艾绒放在穴位上方，然后点燃艾绒，利用艾绒的温热刺激穴位。温灸可以促进血液循环，温暖全身。

最近市面上出现了火不直接接触肌肤的温灸器和不用火的温灸器，大家不妨积极尝试一下这些新产品。使用吹风机温灸就更简单了。此外，作为民间防癌法的枇杷叶温灸一直都很有名。

感觉冷的时候，马上按压穴位

按压穴位会让体内的气息流动
更顺畅，身体也会变暖和

下半身有很多有祛寒效果的穴位

按压穴位的基本方法是用大拇指的
指腹垂直按压

随时随地按压
穴位！

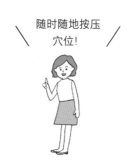

有祛寒功效的穴位在这里!

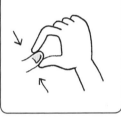

揉搓指尖也有效!

指尖汇集着很多神经纤维,用手指按压指尖刺激神经能使副交感神经更活跃,改善血液循环。但是要注意避开无名指,因为无名指上有刺激交感神经的穴位。

百会穴

按压头顶上的百会穴会使头脑变得清醒。也会缓解因压力过大而引起的体寒。

合谷穴

合谷穴在手背上,位于大拇指和食指的指骨根部交汇处。

丰隆穴

浮肿的时候,连续用力按压小腿肚外侧肌肉很厚的地方。

足三里穴

距离膝盖凹陷处下方4根手指宽度的地方。用大拇指按压足三里。

涌泉穴

在脚心稍微往上的中间凹陷处。也可以用高尔夫球滚动按压涌泉穴。

太冲穴

太冲穴在脚背上,位于大拇指和第二根脚趾的脚趾骨交汇处。按压太冲穴对缓解脚冷很有效果。

三阴交穴

从内脚踝尖处往上4根手指宽的位置。三阴交是个祛寒的穴位。

按压穴位能让能量在全身流动

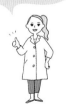

也推荐用温灸(P111)温暖穴位。

  按压穴位有促进血液循环、消除体寒的功效。穴位又叫作经穴,通过按压穴位可以刺激经络,经络是体内气息的通道。由此可以让体内的能量往复循环。

  全身都有穴位,有特别祛寒功效的是"三阴交穴""太冲穴"等。按压穴位的方法是用手指大拇指的指腹垂直用力按压。

  温暖穴位,或者用整个手掌做按摩,也有祛寒的效果。

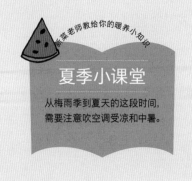

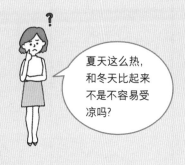

夏天这么热,
和冬天比起来
不是不容易受
凉吗?

夏天更要注意受寒的原因

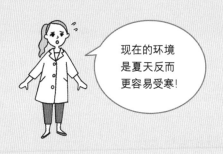

现在的环境
是夏天反而
更容易受寒!

　　现在每到夏天,不管哪里都开着空调。穿着薄衣服待在空调房里喝冷饮、吃凉的东西,这些行为都会让体内器官变冷,从而导致身体的运转变缓慢。在室外运动的时候必须要认真补充水分和盐分,在室内的话没必要喝过量的水。

[夏天吹空调会受寒!]

某些情况下，身体器官在夏天比冬天更容易受凉，会造成各种各样的身体不适。

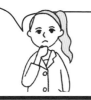

其实夏天是最容易受凉的!

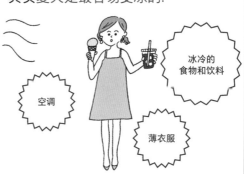

空调

冰冷的食物和饮料

薄衣服

晚上泡个热水澡，消除一天的寒气。

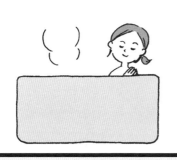

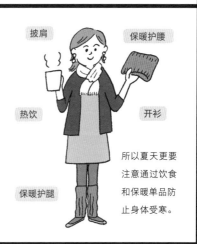

披肩

保暖护腰

热饮

开衫

保暖护腿

所以夏天更要注意通过饮食和保暖单品防止身体受寒。

身体不受寒的关键

1

如果补充水分，要喝热饮

推荐温热的生姜红茶和味噌汤。味噌汤还能补充盐分。

2

充分利用温暖身体的单品

在开着冷气的室内，穿上护腰、披肩和保暖护腿。

3

不要贪吃会让身体变冷的食物

黄瓜和西瓜是阴性食物，搭配盐或者味噌会让它们变成阳性。

4

出汗后要及时补充盐分

出汗后身体会失去盐分，在补充水分的同时也要注意补充盐分。

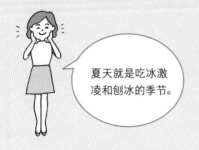

夏天就是吃冰激凌和刨冰的季节。

夏天在饮食上下点功夫，把它们变成阳性食物

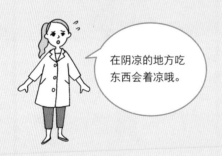

在阴凉的地方吃东西会着凉哦。

　　以前没有空调的时候，炎热的夏天里通过吃阴性食物来调节体温。但是现在到处都开着空调，如果饮食还和以前一样，身体就会过度受凉。所以夏天特定的食物在吃法上必须稍作改变。请有意识地在饮食中加入能温暖身体的阳性食物。

夏天要这么吃

1 推荐的饮品是味噌汤

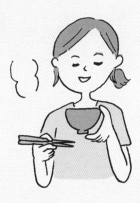

味噌汤富含氨基酸和矿物质，能有效缓解身体疲劳、补充盐分。天热的时候也可以喝凉的味噌汤。

2 在夏季蔬菜中撒入盐!

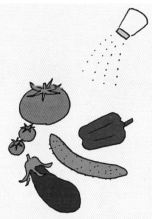

番茄、黄瓜等夏季蔬菜都是会让身体变冷的阴性食物。在这些夏季时令蔬菜中撒上盐，让它们接近阳性。

3 尝试制作西瓜果酱

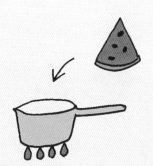

把切开的西瓜打成果汁，然后放入锅中熬煮，就会变成阳性食物。推荐将西瓜果酱用作甜味剂。

4 充分利用蒸生姜

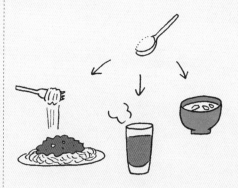

夏天更要吃温暖身体的蒸生姜（P43）。可以将蒸生姜放入各种各样的料理中，多多摄取。

117

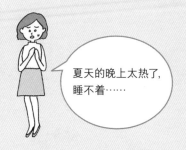

夏季小课堂

夏天的晚上太热了，睡不着……

睡觉的时候虽然也可以开着空调……

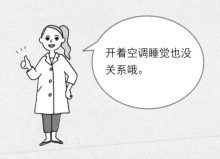

开着空调睡觉也没关系哦。

　　夏夜里开着空调睡觉会担心受凉，关了空调又太热难以入睡。即使强忍着空调的寒气，也睡不好觉，造成身体疲惫无力，陷入恶性循环。如果决定开空调睡觉，就要穿得暖和一些。这是夏季防寒对策的一大关键。

如果开空调睡觉就要注意穿衣服保暖!

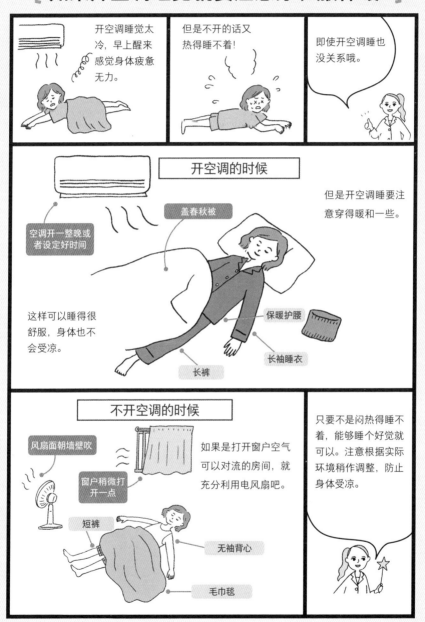

开空调睡觉太冷,早上醒来感觉身体疲惫无力。

但是不开的话又热得睡不着!

即使开空调睡也没关系哦。

开空调的时候

空调开一整晚或者设定好时间

盖春秋被

但是开空调睡要注意穿得暖和一些。

这样可以睡得很舒服,身体也不会受凉。

保暖护腰

长袖睡衣

长裤

不开空调的时候

风扇面朝墙壁吹

窗户稍微打开一点

如果是打开窗户空气可以对流的房间,就充分利用电风扇吧。

短裤

无袖背心

毛巾毯

只要不是闷热得睡不着,能够睡个好觉就可以。注意根据实际环境稍作调整,防止身体受凉。

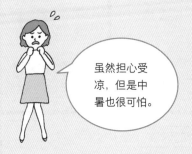

虽然担心受凉，但是中暑也很可怕。

防中暑对策要从梅雨季开始

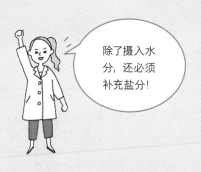

除了摄入水分，还必须补充盐分！

大家都过于关注祛寒，但是中暑了也很严重！中暑是因为空气湿度太大，汗液蒸发不出去而导致的体温无法降低，所以热量在体内散不出去，体温就会迅速上升。中暑不仅是在盛夏，从潮湿闷热的梅雨季开始就会发生，一定要引起注意！

[如何预防中暑?]

1 穿散热性好的衣服

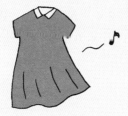

推荐最好穿质地天然、透气性好、宽松的衣服。

2 让房间里的空气流动起来

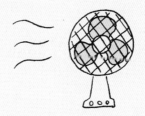

不要光开空调,也要用风扇让房间里的空气流动起来,这样汗液更容易蒸发。

3 在炎热的地方要认真补充水分和盐分

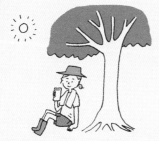

如果长时间在户外运动或者工作,要好好补充水分和盐分。

4 给脖子、腋下、大腿根部降温

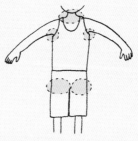

为了降低升高的体温,应该把脖子、腋下、大腿根内侧的温度降下来。

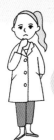

防止中暑的关键是要把热量从体内散发出去。

运动应选择早晨或者傍晚到夜间的时间段

对于有户外运动习惯的人来说,夏天白天运动会有中暑的风险,所以建议在早晨或者傍晚到夜间这段时间运动。也可以在凉爽的家中做高抬腿运动、下蹲运动,这些都是很好的运动方式。

Lesson
5

不同症状的烦恼
咨询室

皮肤干燥、痛经、便秘……
通过祛寒，平时的一些身体不适也能全部解决！

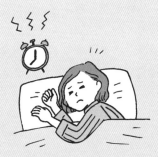

* 读者在使用本章中所列出的药方之前，请根据自身情况
咨询医生，谨遵医嘱。

便秘、腹泻

便秘和腹泻都是因为身体受凉、肠胃环境较差导致的

便秘在女性中很常见，一般都是因为肠胃血液循环不畅而引起的。便秘最根本的原因是"寒"。慢性腹泻也是如此，是因为体寒和体内水分失衡而导致的。治疗便秘和腹泻都要温暖肠胃、改善肠道环境。观察大便就能知道肠道环境好不好。健康的大便是成形的条状，粗细均匀，呈茶色，并且没有很重的臭味。当肠道环境不好的时候，大便颜色会变深，还会产生浓重的臭味。通过自察大便，可以在肠胃状况不好的时候及时祛寒！

改善方法

温暖腹部，增强肠胃动力

便秘和腹泻都要穿护腰。肚子温暖了，肠胃动力就会增强。治疗顽固的便秘可以在护腰上再贴上暖宝宝。便秘的情况下不要吃早餐。吃东西会让身体排泄不顺畅。便秘的时候建议喝可以促进排泄的胡萝卜苹果汁，或者调整肠道环境的发酵食品。腹泻的时候要注意补充盐分和水分。建议喝浓味噌汤或者梅酱番茶，既能温暖肠胃，又能补充盐分和水分。

推荐"肠胃按摩"

❶ 将双手放在腰部，大拇指放在背后，其他四指放在肚子上。按揉腰部两侧。

❷ 将掌心放在肚子上，从肚脐开始顺时针画圈按摩。

❸ 用指尖按压揉动腹部，效果会更好。用感觉舒服的力度按揉2~3分钟。

推荐服用的中药

"大黄甘草汤"的治疗范围很广。体力不佳的女性推荐服用"麻子仁丸"。其他的中药还有"防风通圣散"和"三黄泻心汤"。

皮肤干燥

肌肤出问题证明身体正通过皮肤往外排毒

　　皮肤干燥、敏感肌、痘痘、面部痤疮、湿疹、特应性皮炎……中医中认为，不管什么样的皮肤问题都是身体往外排出废弃物和多余营养成分的正常反应。例如，过度摄入甜食会长痘痘，便秘会导致面部痤疮等。这些都是身体通过皮肤往外排毒。一些人为了让肌肤水嫩会喝很多水，但体寒的话，不管喝多少水都补充不到缺水的部位。身体是通过血液把所需的水分、营养成分、酵素等输送到全身的细胞里，所以为了达到美容效果，首要任务是让干净的血液在体内循环。

改善方法

只要减少食量，就可以改善 90% 的肌肤问题

在中医里，不管什么样的肌肤问题，基本治疗方法都是"减少饮食的量""温暖身体，排汗"。吃得过多的话，身体产生的废弃物也会增多，就会引起皮肤炎症。理想的状态是 1 天吃 2 顿饭，或者吃 3 顿饭，每顿饭只吃八分饱。此外，通过蒸桑拿、泡热水澡、做运动等方式出汗，可以排出体内的废弃物和多余的水分。体内废弃物的 70% 左右是通过大便排出的，所以预防便秘（P124）对改善肌肤问题也非常重要。

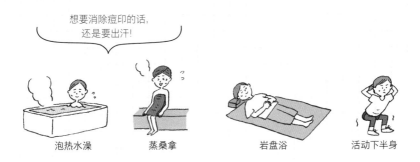

想要消除痘印的话，还是要出汗！

泡热水澡　　　蒸桑拿　　　岩盘浴　　　活动下半身

推荐服用的中药

治疗皮肤干燥和痘痘可以服用"清上防风汤"。痘痘化脓的时候建议服用"十味败毒汤"。改善特应性皮炎的话可以服用"越婢加术附汤"。

痛经、月经失调

腹部受凉会导致妇科疾病

小腹寒凉会使雌性激素分泌紊乱，引起痛经、月经失调、更年期综合征等妇科疾病。痛经是血液循环不畅通造成的。体内水分过多，有"水毒"症状的人也容易因为血液循环不畅而产生痛经。

有生理期烦恼的人，摸摸肚子就会发现肚了是凉冰冰的。因为腹部寒凉，本来应该集中在腹部的血液和热量就会流向上半身，然后就会出现脸部或身体发热发烫、心情烦躁不安等更年期综合征的症状。年轻人出现这种症状也要多加注意。

改善方法

用护腰或暖宝宝充分温暖小腹

月经问题大多是血液流通不畅而导致的，因此祛寒对改善月经失调很有效果。如果在平时就注意温暖小腹，能在很大程度上缓解痛经。平时最好一直穿着护腰，痛经很严重的时候可以在护腰上再贴上一片暖宝宝，这样更有利于子宫的血液流通顺畅。生理期也可以泡热水澡。身体血液流动畅通了，子宫就会健康运转，有助于预防月经失调、子宫肌瘤、子宫内膜异位症等疾病。

推荐吃牛蒡、山药、胡萝卜、莲藕等根茎类蔬菜。

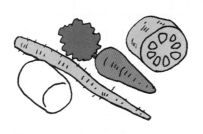

推荐服用的中药

体力不佳的人建议服用"当归芍药散"。体力较好的人建议服用"桂枝茯苓丸"。烦躁不安的时候可以服用"加味逍遥丸"。

头痛

上半身寒凉是引起头痛的原因

上半身受凉会导致从肩膀到脖子的血液流通不畅，还会造成脑内血管扩张而引起头痛。出现这些症状证明上半身血液流通不畅导致了体寒。第二天宿醉引起的头痛也是因为体内有多余的水分，身体产生了"水毒"症状。酒中基本都是水分，所以在喝酒之前和之后必须要把水分排出体外。头痛厉害的时候想吃止痛药，但是止痛药会让身体变冷，反而会继续引起头痛，这样就陷入了恶性循环。尽量不要吃止痛药，从日常生活开始，养成不会引发头痛的健康生活方式。

改善方法

温暖身体，不要饮水过度

对身体受凉、水毒引起的头痛，要注意温暖身体，不要饮水过度。日常穿护腰，诵讨泡热水澡、蒸桑拿让身体出出汗，做运动、多吃生姜等办法都很有效。

为了让上半身血液流通顺畅，用热水做手浴（P77）是个好办法。同时改善下半身的寒冷也很重要。如果下半身寒冷，身体的血液就会集中在上半身，容易引起肩膀酸痛、头痛等问题。通过做运动、泡热水澡、足浴等方法，让血液流通到下半身，这样上半身的血液循环会更顺畅，头痛也会得到缓解。

肩膀酸痛的时候，做墙壁俯卧撑（P7）有一举两得的效果！

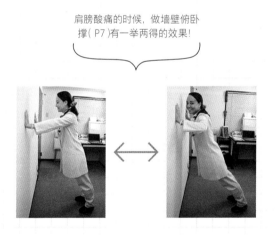

推荐服用的中药

治疗水毒服用"苓桂术甘汤"。寒性体质用"吴茱萸汤"。从脖子到肩膀很酸痛的时候，服用"葛根汤"。第二天宿醉服用"五苓散"。

烦恼 5 贫血

大多数女性都是缺铁性贫血

贫血是指血液中的红细胞数量减少。严重贫血时会产生猛然站起来眼前发黑和头晕的症状，还会造成浑身乏力。女性每个月生理期都会流失一部分血液，所以容易因铁元素不足患上"缺铁性贫血"。特别是患有子宫肌瘤的人每个月生理期出血量较大，所以更容易贫血，要引起注意。

中医认为贫血是身体受寒变成阴性体质而产生的症状。为了改善贫血，除了要多吃富含铁的食物外，温暖身体把自己变成阳性体质也非常重要。

改善方法

推荐食用含铁量丰富、颜色深的阳性食物

　　建议吃温暖身体的阳性食物。特别是黑砂糖、小松菜、红豆、紫菜、菠菜、西梅干等，多吃这些富含铁的颜色深的食物，能达到一举两得的效果。体内的铁元素储存在肌肉里，所以通过锻炼肌肉（P6~9）或者做运动来增加肌肉也是个好办法。最近，压力大也是导致贫血的原因之一。如果想消除压力大而导致的体寒，可以好好泡个热水澡、按压穴位或者做按摩，最好让身体得到充分的放松。

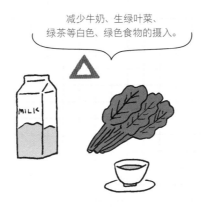

减少牛奶、生绿叶菜、绿茶等白色、绿色食物的摄入。

推荐服用的中药　　有痛经、月经失调、子宫肌瘤的人，建议服用"当归芍药散"。因为痔疮和子宫肌瘤而出血较多的人，可以服用"芎归胶艾汤"。

烦恼 6 失眠

身体变冷后体温无法降低，会导致失眠

　　正常情况下，手脚血液的流通很顺畅，体温正常降低后就很容易入睡。但是体寒的人手脚血液流通较差，体内会感到寒凉，体温无法正常降低，入睡就会变得困难。因为压力太大而过度紧张的人和性格太认真、过度努力的人，大多夜里会失眠。为了能睡个安稳的好觉，最好的办法是泡个热水澡温暖身体，祛除体内的寒气。此外，放松心情对改善睡眠也非常重要。

改善方法

在上床睡觉前要充分温暖身体

睡觉前一定要泡热水澡，温暖身体。泡澡的最佳时间是在睡前 1 小时到 30 分钟。因为脚冷而睡不着的时候，可以泡足浴或者用暖水袋暖脚，还可以穿宽松的袜子温暖双脚。此外，穿戴护腰、围脖、披肩等衣物让身体变暖和，可以更好地帮助入眠。在睡觉前要注意放松身心，保持轻松愉悦的状态。把室内光线调暗，不要看电脑和手机，舒缓地度过睡前的这段时间。

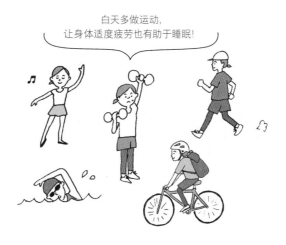

白天多做运动，
让身体适度疲劳也有助于睡眠！

推荐服用的
中药

如果因为抑郁而失眠，服用"半夏厚朴汤"。如果体内有血瘀，情绪烦躁不安的话，服用"加味逍遥丸"。如果有水毒症状，则服用"苓桂术甘汤"。

不孕

血液循环差，就不容易受孕

仔细观察一下不易受孕的人的身体状况就会发现，她们的血液循环都很不顺畅，存在一部分血液瘀滞的情况。这种"血瘀"症状的人其实很多。引起血瘀的原因在于体寒。特别是下半身寒冷的话，体内很容易就会产生血瘀。卵巢囊肿、卵巢巧克力囊肿等妇科疾病也大多都是由于血瘀导致的，如果放任不管的话就会引发不孕。此外，下半身的肌肉力量不足和血液流通不畅会导致脚冷和上半身热的"肾虚"。如果下半身血液循环不顺畅，子宫、卵巢等下半身的器官运转也会变慢。

改善方法

通过活动腿部，锻炼下半身的肌肉力量

为了消除血瘀，增强人体生殖系统的活力，最有效的办法是时常温暖下半身，促进血液循环。可以通过穿护腰、泡热水澡、做运动、喝生姜红茶等温暖腹部，改善子宫和卵巢的血液循环。为了提高下半身器官的运转，多做运动、经常锻炼下半身的肌肉力量也非常重要。尤其是女性的肌肉含量较少，体内容易储存多余水分，血液流通更容易不顺畅。建议通过散步、做下蹲运动、高抬腿运动等方式，让腿部活动起来。

多吃富含锌的蚬贝、花蛤、牡蛎等贝类，
能保持体内激素的平衡。

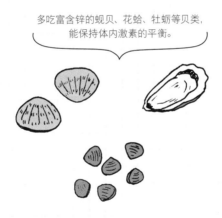

推荐服用的中药

体力不佳的人推荐服用"当归芍药散"。体力较好的人建议服用"桂枝茯苓丸"。

137

抑郁症

心情低落、烦躁不安与体寒有很大的关系

　　总觉得身体没有活力、动不动就烦躁不安、失眠……感到"轻微抑郁"的人越来越多了。西医认为抑郁症是心脏疾病，中医则认为抑郁症是"寒冷病症"。体寒、体质虚弱的人更容易患抑郁症。实际上，在冬季、寒冷的地方或者日照时间短的国家患抑郁症的人更多，这也可以看出抑郁症和"寒冷"有很大的关系。为了改善抑郁症，最重要的是要在生活中提高自身体温。过上温暖的生活之后，身体就会变得充满活力。

改善方法

身体变暖了，抑郁的情绪就会一扫而空

　　思考如何消除导致抑郁的压力，同时在生活中注意温暖身体、提高体温。可以好好地泡个热水澡、做运动锻炼身体，经常这样做身体会变得不容易疲劳、不易受到压力的打击。还可以大声唱歌、看搞笑节目畅快地笑一笑、反复做腹式呼吸（P20）等，这些方式可以上下活动横膈膜，带动全身的血液循环更加顺畅。另外，还推荐多吃生姜、紫苏叶，这些食材可以使体内的气息流动得更通畅。

推荐的中药"半夏厚朴汤"里，
添加了生姜和紫苏。

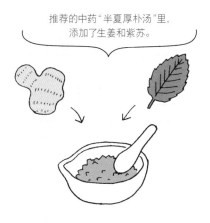

推荐服用的中药

针对抑郁症建议服用"半夏厚朴汤""苓桂术甘汤"。感到烦躁不安的时候，建议服用"加味逍遥丸""桂枝加龙骨牡蛎汤"。

快读·慢活®

《女子养生术》

不费力、少花钱，就能抗初老、少生病！

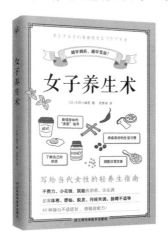

头痛、体寒、水肿、失眠、月经失调、皮肤粗糙、便秘、总是觉得累……你是否常有这些不适与烦恼？

本书从中医养生理论出发，结合营养学知识，帮助当代女性看懂身体的"求救"信号。通过调整日常饮食和改变生活习惯，针对性地调理40种常见身心不适症状，为女性提供简单、实操性强的调养方法。大家可以通过"观舌识健康""气血津液检查表""五脏检查表"等，了解自己的体质以及身体状况，从而全面认识自己的身体，不依赖药物地改善身心状态，增强自愈力！

快读·慢活®

《30 天养成易瘦体质》

1 天养成 1 个瘦身习惯，简单、轻松、易坚持！

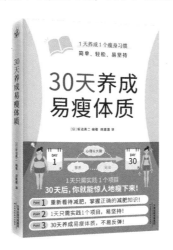

　　日本"运动&科学"代表、NACA 认证的力量与体能专家在本书中教大家从"心理 & 大脑""营养""运动"等三方面，正确认识减肥、避开减肥误区，让给大家通过 30 天的"易瘦体质训练"，减少脂肪、紧致肌肉，养成一生受益的"易瘦体质"。1 天只需实践 1 个项目，30 天就能养成易瘦体质，易坚持、不易反弹！书中更有简单易操作的拉伸指南、运动方法等内容，超级实用！

　　随书附赠《易瘦体质养成记录手册》，让你通过记录清楚地知道自己每天完成的项目，切实地感受减肥的效果。

　　那么，让我们现在就开始吧！

快读·慢活®

《女人都想要的美胸保养课》

呵护乳房，打造健康美胸，远离乳腺疾病

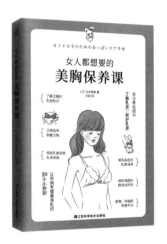

　　你心目中的"美胸"是什么样的呢？虽说每个人对"美胸"的定义都不同，但塑造理想美胸的第一步，是了解不为大众所知的乳房知识。

　　本书主要介绍了乳房的基本知识、乳房常见问题、乳房保养及乳房疾病预防等内容，分享了打造健康美乳的饮食方法和按摩手法等；还讲解了乳房健康自检方法，预防乳腺增生、乳头干燥、乳腺癌等的常识和方法以及医疗美胸的相关内容。这是一本简单有效的乳房保养指南，内容详尽，能够让万千女性真正认识乳房，呵护乳房！

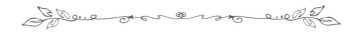

快读・慢活®

　　从出生到少女，到女人，再到成为妈妈，养育下一代，女性在每一个重要时期都需要知识、勇气与独立思考的能力。

　　"快读・慢活®"致力于陪伴女性终身成长，帮助新一代中国女性成长为更好的自己。从生活到职场，从美容护肤、运动健康到育儿、家庭教育、婚姻等各个维度，为中国女性提供全方位的知识支持，让生活更有趣，让育儿更轻松，让家庭生活更美好。

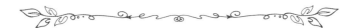